Storr · Bissinger

Den Reizdarm
beruhigen mit Yoga

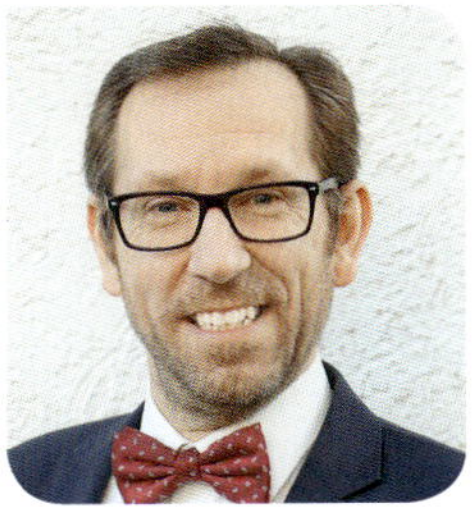

Professor Dr. Martin Storr, Facharzt für Innere Medizin und Gastroenterologie, ist am Zentrum für Innere Medizin, Gauting und am Zentrum für Endoskopie, Starnberg tätig. Er lehrt an der Ludwig-Maximilians-Universität in München. Durch seine langjährige Erfahrung in der Ambulanz ist er besonders sensibilisiert für die Nöte der Patienten und weiß: Auch wenn es zunächst harmlos klingt, Reizdarmbeschwerden schränken die Lebensqualität der Betroffenen massiv ein und müssen daher ernst genommen werden. Der Autor lebt mit seiner Familie in München.

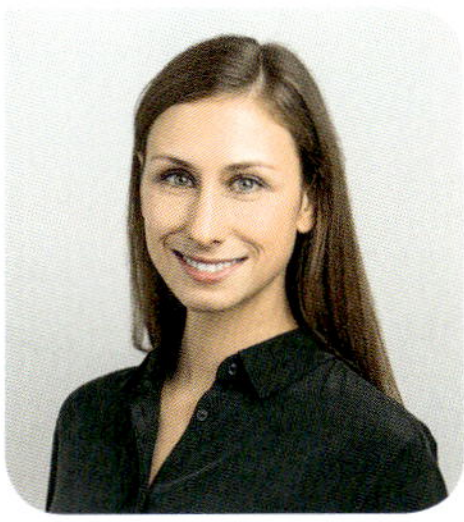

Angelika Bissinger beschäftigt sich wissenschaftlich mit Yoga und Entspannungsverfahren als Therapie von Darmbeschwerden. Sie sagt: »Dass Yoga als heilende Maßnahme angewendet werden kann, ist bisher nicht so gut bekannt. Dabei ist es keine Erfindung der modernen Medizin, körperbetonte Maßnahmen zu Heilzwecken einzusetzen, sondern dieser Ansatz ist historisch belegt und stammt aus dem asiatischen Raum. Die moderne Medizin hat die Yogatherapie an verschiedene Krankheitsbilder angepasst und dadurch deren Wirksamkeit optimiert und einer wissenschaftlichen Prüfung unterworfen.«

Prof. Dr. med. Martin Storr · Angelika Bissinger

Den Reizdarm beruhigen mit Yoga

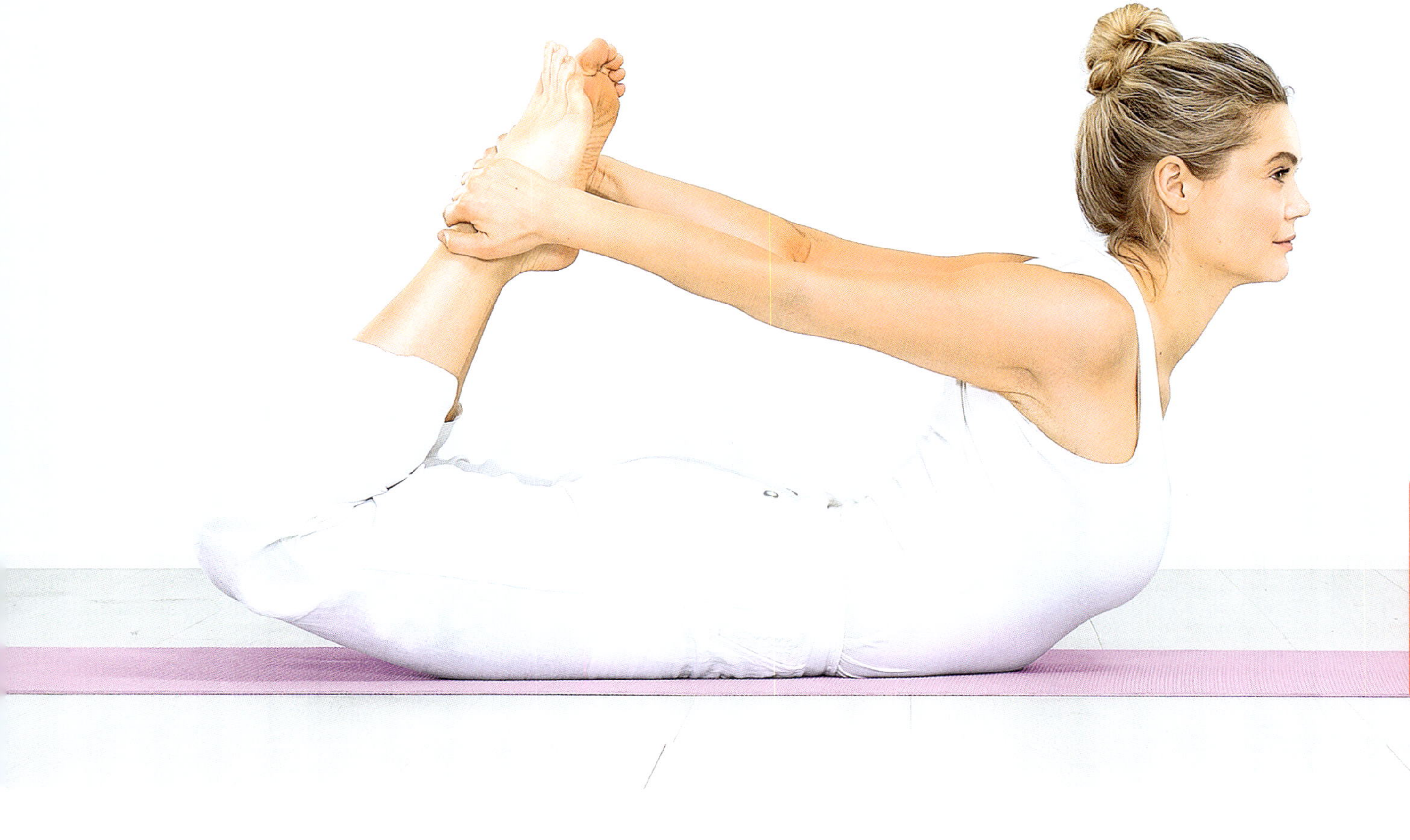

TRIAS

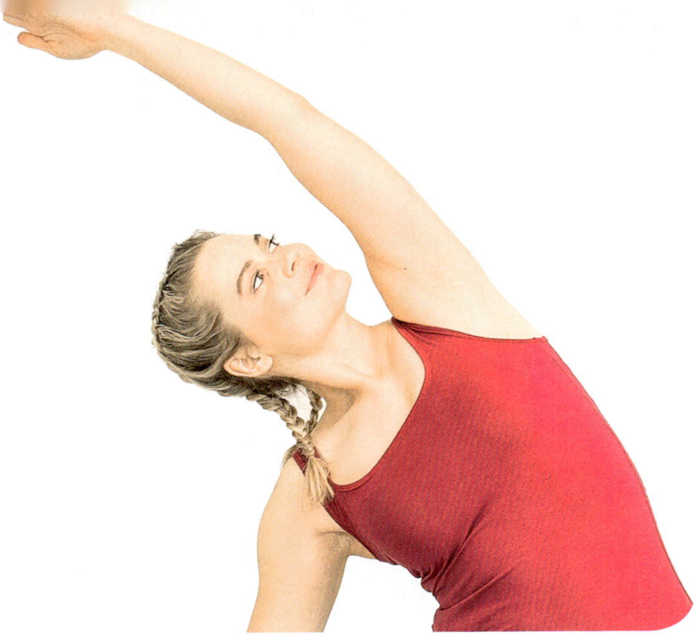

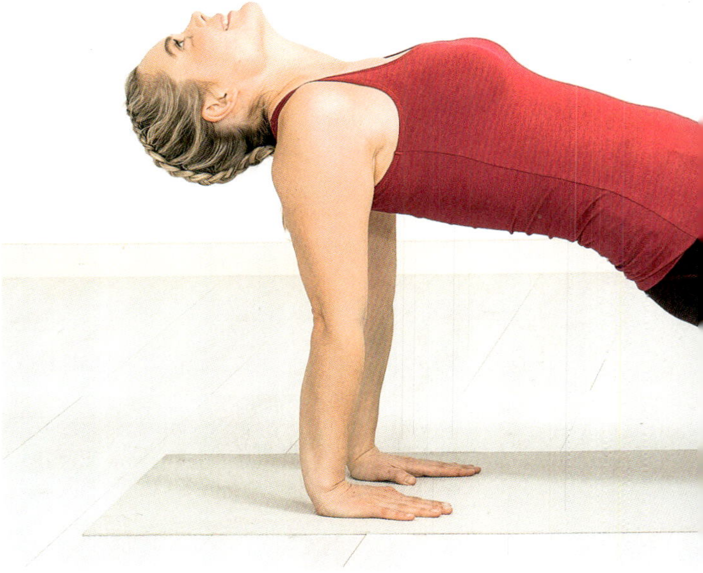

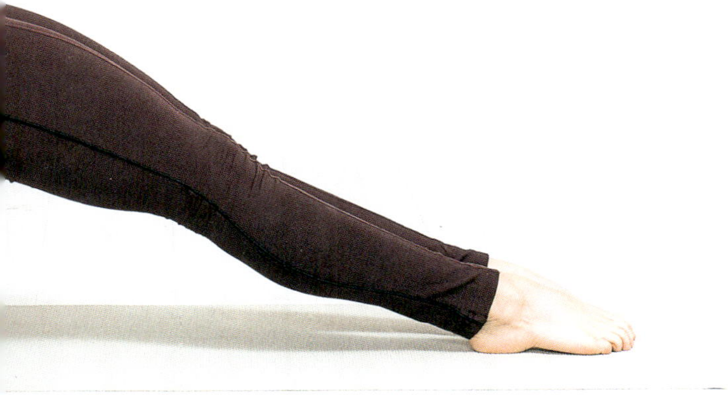

Yoga-Flows

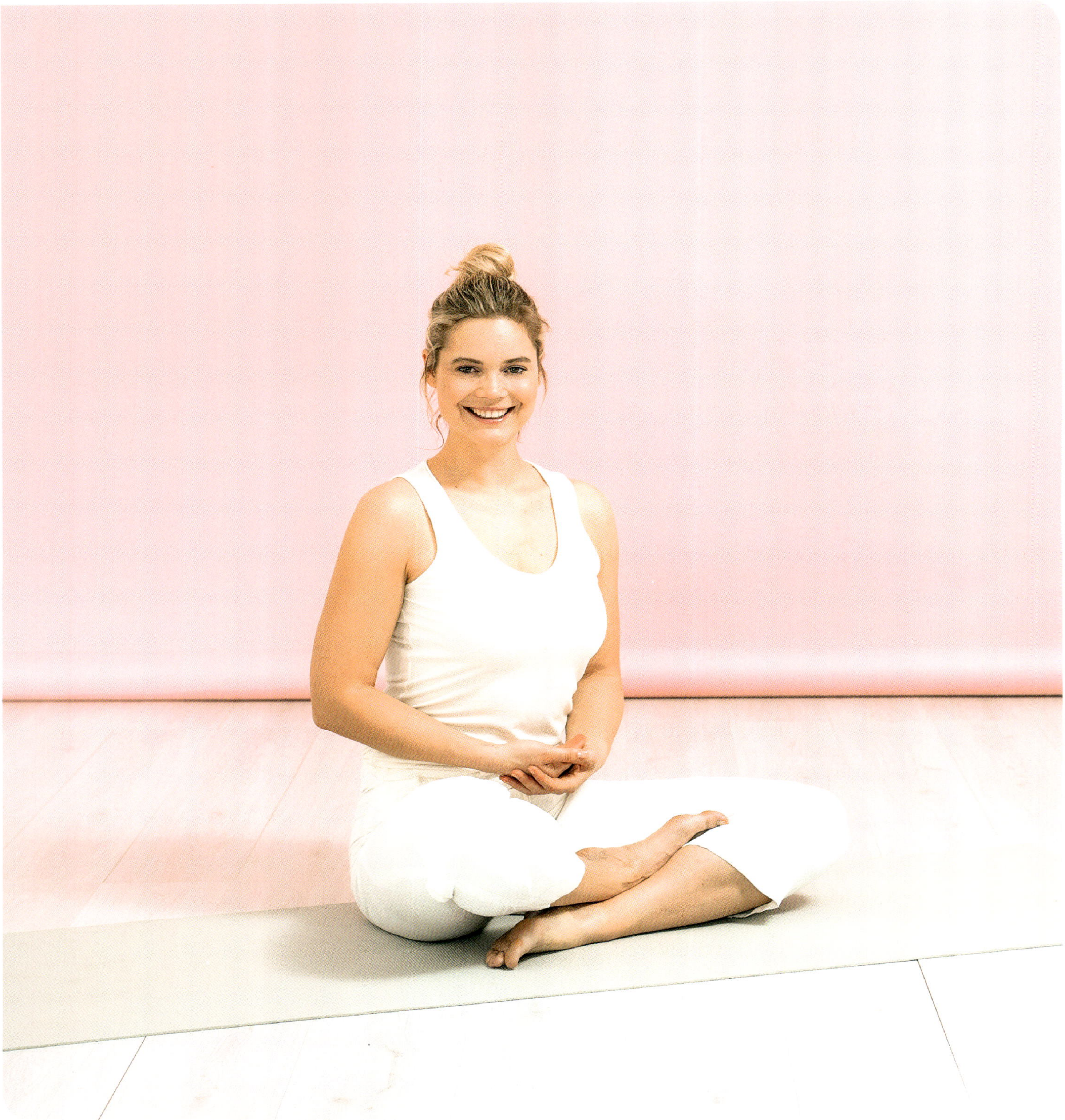

Liebe Leserin, lieber Leser,

Ihnen steht eine völlig neue Erfahrung bevor. Von Yoga haben die meisten sicherlich schon einmal gehört – vermutlich hauptsächlich als körperlicher Betätigung, um Fitness und Beweglichkeit zu erhalten und den eigenen Körper in den Mittelpunkt der Betätigung zu stellen. Dass Yoga aber als heilende Maßnahme angewendet werden kann, ist bisher nicht so gut bekannt. Dabei ist es keine Erfindung der modernen Medizin, körperbetonte Maßnahmen zu Heilzwecken einzusetzen, sondern dieser Ansatz ist historisch belegt und stammt aus dem asiatischen Raum. Die moderne Medizin hat die Yogatherapie an verschiedene Krankheitsbilder angepasst und dadurch ihre Wirksamkeit optimiert und einer wissenschaftlichen Prüfung unterworfen.

Der Wunsch vieler ist es, die eigenen Beschwerden ohne Medikamente aus eigener Kraft und mit Maßnahmen, die frei von Nebenwirkungen sind, in den Griff zu bekommen. Mit der Yogatherapie für Reizdarmbeschwerden verfügen Sie über ein exzellentes Hilfsmittel. Vorausgesetzt werden lediglich der Wille zur aktiven Teilnahme, ausreichend Zeit und die nötige Konsequenz, die Yogatherapie unvoreingenommen und regelmäßig durchzuführen. Dann kommen Sie langsam in den Genuss der beschwerdebefreienden Wirkung und der zusätzlichen Entlastung und Befreiung Ihres gesamten Körpers.

Im vorliegenden Ratgeber erklären wir Ihnen die Hintergründe der Yogatherapie für den Reizdarm und geben Ihnen eine genaue Anleitung zu einzelnen Übungen und sinnvollen Yoga-Flows. Wir wünschen Ihnen eine erfolgreiche Yogatherapie und die bestmögliche Beschwerdekontrolle!

Martin Storr und Angelika Bissinger

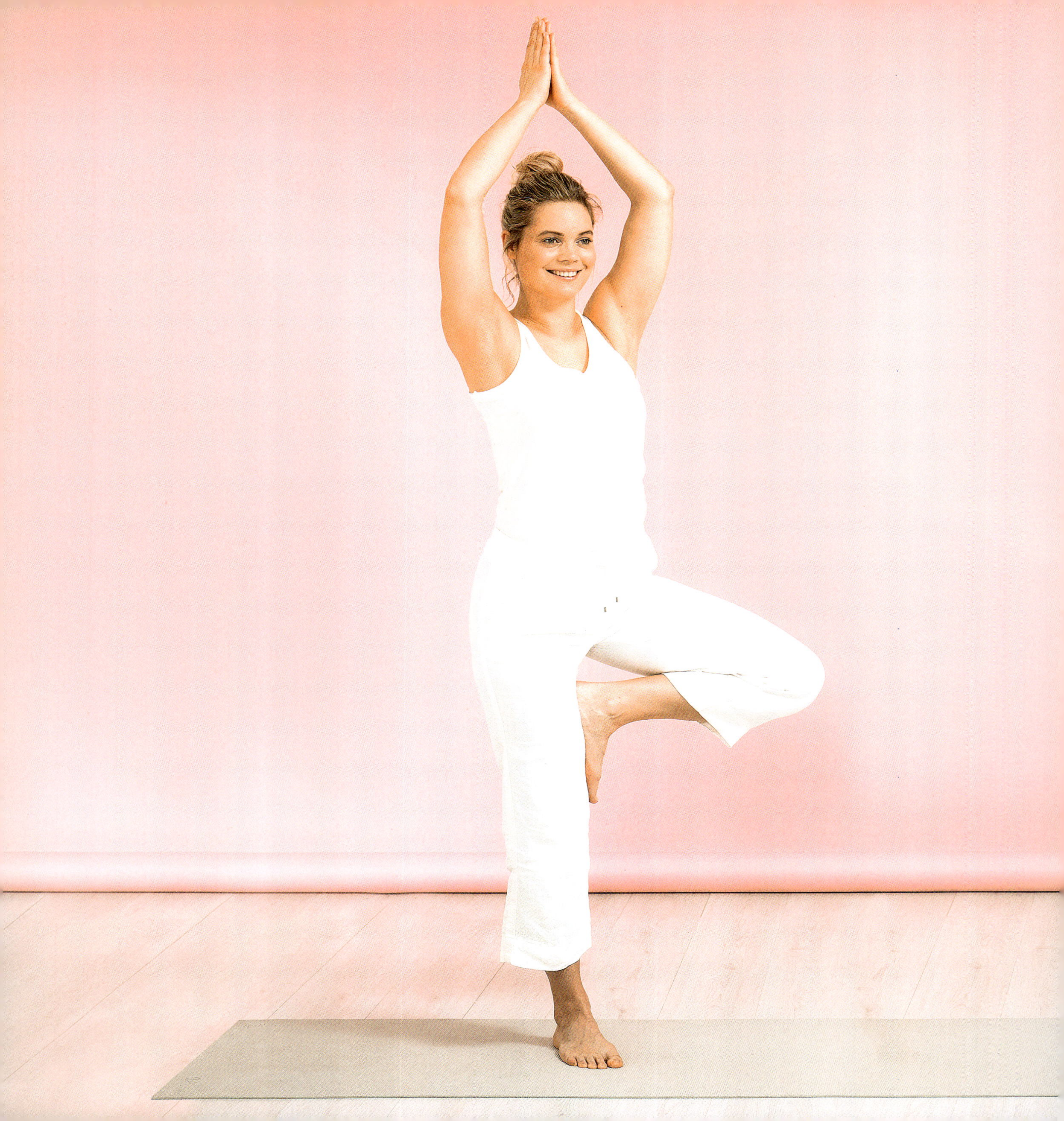

Yoga gegen Bauchschmerzen

»Das klingt zu schön, um wahr zu sein«, denken Sie jetzt vielleicht. Aber es ist wissenschaftlich erwiesen, dass bestimmte Yogaübungen helfen, Bauchschmerzen zu lindern – und das ganz ohne Nebenwirkungen.

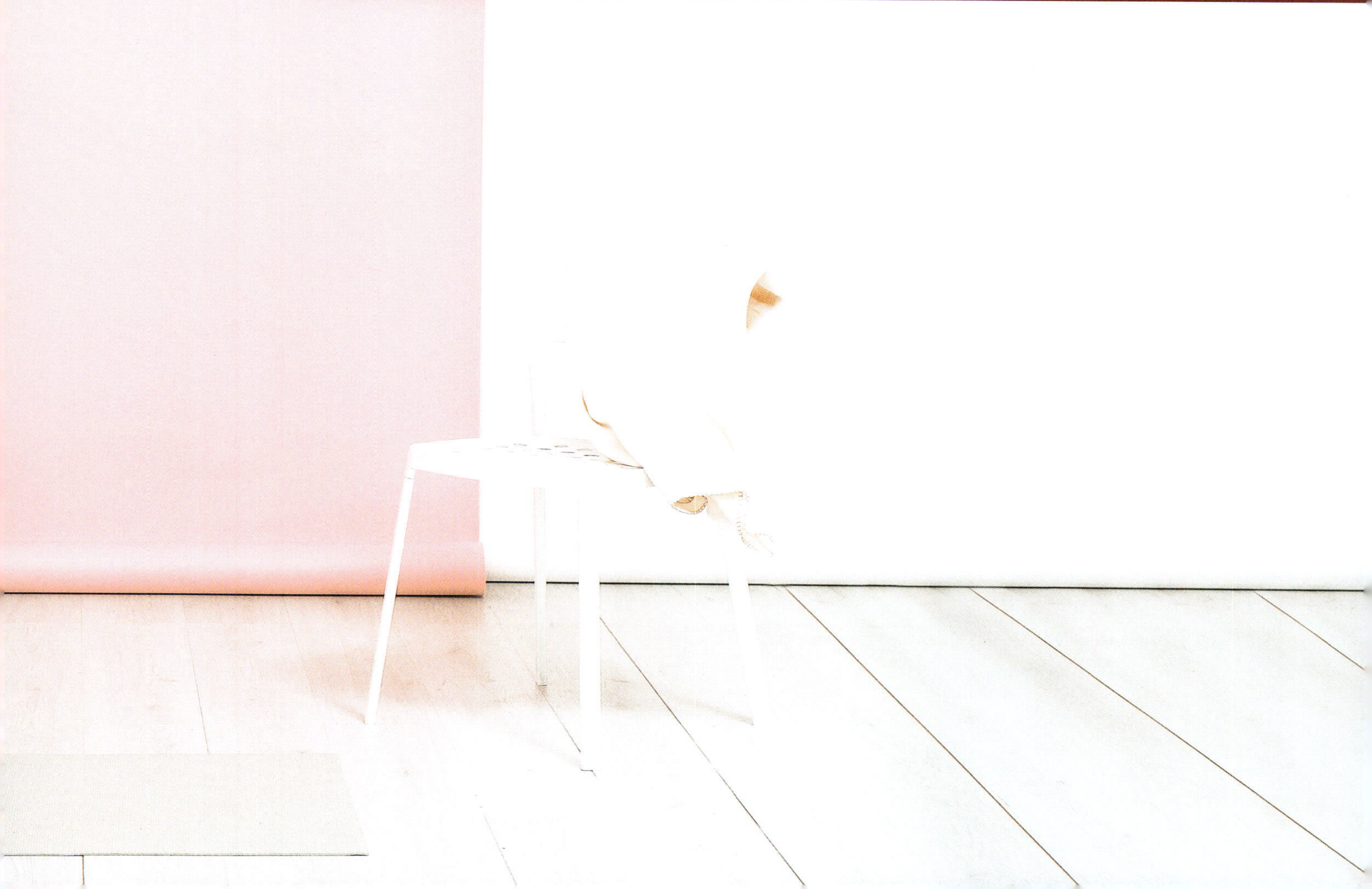

Wie entstehen Bauchschmerzen?

Bauchschmerzen sind unangenehm und können verschiedene Auslöser haben. Was genau passiert dabei im Körper? Welche Rolle spielen Stress und die Darm-Hirn-Achse? Und welche nebenwirkungsfreien Alternativen gibt es zur Einnahme von Medikamenten?

Bauchschmerzen sind ein zentrales Symptom des Reizdarmsyndroms. Dabei können diese Bauchschmerzen unterschiedlich in Erscheinung treten. Ein dumpfer Dauerschmerz, der nicht genau lokalisiert werden kann, ein Spannungsgefühl, das den ganzen Bauch erfasst, oder wellenförmige krampfartige Schmerzen, die klar lokalisierbar sind oder auch den ganzen Unterbauch beteiligen. So unterschiedlich diese Schmerzarten sind, so individuell sind auch die einzelnen Betroffenen. Und dennoch haben die Schmerzen alle eine Gemeinsamkeit: die Zellen, die diese Schmerzen wahrnehmen, fortleiten, verarbeiten und spürbar werden lassen.

William K. Livingston, ein Forscher zu Beginn des letzten Jahrhunderts, ist den Bauchschmerzen auf den Grund gegangen und widmete sich der Frage, was unser Darm eigentlich spüren kann. Durch verschiedenste Experimente konnte er feststellen, dass unser Darm nicht viel spüren kann und nur auf wenige Reize mit einer Schmerzwahrnehmung antwortet. Hitze oder Kälte kann der Darm nicht wahrnehmen. Eine Piks durch eine Nadelspitze oder das Zwicken mit einer Zange verursacht keinen Schmerz. Der Kontakt mit einer Säure oder einer starken Lauge tut auch nicht weh. Nach jahrelangen Studien konnte William K. Livingston endlich herausfinden, dass unser Darm nur in zwei Situationen Schmerzen wahrnimmt: bei einer Dehnung von innen und bei Stromschlägen.

Rückblickend hat William K. Livingston herausgefunden, was beim Reizdarm Beschwerden verursacht und wie diese entstehen: Es braucht zur Schmerzentstehung einen adäquaten Reiz und dieser Reiz ist die Darmfüllung; das konnte Livingston mit einem Luftballon im Darm zeigen. Im Alltag kann diese Darmfüllung Stuhlgang sein, es kann sich aber auch um Darmgase handeln. Diese können insgesamt vermehrt sein oder nur in einem kurzen Darmsegment aufgestaut sein, ganz individuell und bei jedem anders. Die Dehnung allein reicht aber nicht als Auslöser. Es braucht noch Zellen zur Wahrnehmung und Fortleitung. Diese Zellen sind Nervenzellen – das hat William K. Livingston mit seinen Stromschlag-Versuchen belegt. Diese Nervenzellen wurden im Laufe der letzten hundert Jahre als wahrnehmende Nervenzellen, als fortleitende Nervenzellen oder als verschaltende Nervenzellen genau beschrieben und finden sich im Darmnervensystem, das mit unserem Rückenmark und unserem Gehirn verbunden ist. Verschiedene Mechanismen wie eine herabgesetzte Wahrnehmungsschwelle und eine erniedrigte Schmerzschwelle – der empfindliche Darm – und eine erhöhte Sensitivität für allgemeine Belastungen sind die entscheidenden Ko-Faktoren beim Reizdarmsyndrom. Allesamt Erkenntnisse, die basierend auf William K. Livingstons Forschungen im Laufe der Jahre dazugekommen sind.

Die moderne Reizdarmtherapie stellt daher die Behandlung der Schmerzen oder der Schmerzursachen in den Fokus. Medikamente lindern die Schmerzen oder beeinflussen die Nervenzellen bei der Schmerzwahrnehmung. Dies ist aber mit dauerhaften Medikamenteneinnahmen und Nebenwirkungen verbunden. Maßnahmen wie die Yogatherapie können das Therapieziel Schmerzlinderung dauerhafter und nebenwirkungsfrei erreichen und sind daher als erstrangige Maßnahme anzusehen.

Reizdarmsyndrom

Das Reizdarmsyndrom (RDS) ist eine sehr häufig diagnostizierte Erkrankung und tritt bei 10–15 % der Bevölkerung auf. Reizdarmbeschwerden treten bei Männern und Frauen gleichermaßen und in allen Altersgruppen auf. Am meisten belastet fühlen sich Betroffene der jüngeren und mittleren Altersklassen.

Charakterisierend sind Bauchbeschwerden und Stuhlgangsveränderungen. Die Bauchbeschwerden reichen von gelegentlichen bis zu krampfartigen Bauchschmerzen, von dauerhaften Bauchschmerzen bis hin zu Blähungsschmerzen mit stark aufgetriebenem Bauch. Die Stuhlgangsveränderungen können in weichem Stuhl, Durchfall, Verstopfung oder einem Wechsel der verschiedenen Stuhlformen bestehen.

Bei vielen Betroffenen sind diese Beschwerden von Dauer, bei anderen wechseln sich Phasen von starken Beschwerden und Phasen der Schmerzfreiheit ab. Bei manchen sind die Beschwerden im Urlaub deutlich besser oder sogar verschwunden, bei anderen wiederum schlimmer – jeder einzelne Mensch hat einen sehr individuellen Verlauf.

Bei zahlreichen Betroffenen besteht ein Zusammenhang mit der Ernährung oder eine Abhängigkeit der Beschwerden von der Nahrungsaufnahme – bei anderen lässt sich ein solcher Zusammenhang nicht erkennen. Tatsächlich bestehen bei vielen vom Reizdarm Betroffenen auch zusätzliche Nahrungsmittelunverträglichkeiten, zum Beispiel eine Fruktoseintoleranz, eine Laktoseintoleranz, Getreideunverträglichkeiten, Histaminintoleranz, Nahrungsmittelallergien oder andere. Dies zu erkennen und darüber genau Bescheid zu wissen, ist wichtig, da Reizdarmbeschwerden durch diese Intoleranzen negativ beeinflusst und verstärkt werden.

Deshalb sollten Sie auf jeden Fall einen Arzt aufsuchen, um mögliche Nahrungsmittelunverträglichkeiten festzustellen. Sind Unverträglichkeiten bekannt, können Sie mit Hilfe einer Ernährungsberatung Ihre Ernährung anpassen bzw. umstellen. Sie werden sehen, danach geht es Ihnen schon viel besser. Möglicherweise bleiben Restbeschwerden – funktionelle Beschwerden oder Reizdarmbeschwerden genannt. Diese werden dann zusätzlich mit komplementären, alternativen Therapieverfahren wie der Yogatherapie behandelt und gelindert.

Reizdarmbeschwerden haben übrigens nahezu regelmäßig eine psychische Begleitkomponente, die aus Anfälligkeit für Stress, aus Ängstlichkeit, depressiven Gedanken und Verhaltensweisen und sogar aus neurotischen Verhaltensmustern bestehen kann. Dies bedeutet aber nicht, dass Reizdarmbeschwerden eine psychische Erkrankung sind. Sondern durch die Schwere und die Dauer der Beschwerden werden auch andere Funktionsbereiche des Körpers in Mitleidenschaft gezogen.

Gerade diese psychische Begleitkomponente wird durch medikamentöse Therapien nicht ausreichend gebessert und macht alternative Therapieverfahren, die Körper und Geist ansprechen können und damit das Krankheitsbild oft besser in den Griff bekommen, so wichtig. Der Ausdruck »in den Griff bekommen« ist hier sehr bewusst gewählt, denn jeder, der Beschwerden hat, möchte gerne geheilt werden. Aber eine Erkrankung, deren Auslöser wir nicht kennen, können wir nicht heilen. In den Griff bekommen und deutlich bessern kann man die Beschwerden aber schon, wenn die richtigen Maßnahmen oder eine Kombination aus richtigen Maßnahmen individuell angepasst und vernünftig einsetzt werden.

Ideal ist hier die Yogatherapie, denn sie lässt sich gut in den normalen Tagesablauf integrieren und hat keine Nebenwirkungen. Sie brauchen in der Regel keine zusätzlichen Medikamente und müssen nicht regelmäßig Ihren Arzt aufsuchen. Und ganz wichtig: Die Wirksamkeit der Yogatherapie ist bei Reizdarmsyndrom wissenschaftlich belegt (Seite 18).

Chronisch entzündliche Darmerkrankungen

Bei chronisch entzündlichen Darmerkrankungen (CED) wie der Colitis ulcerosa und dem Morbus Crohn bestehen Entzündungen der Darmschleimhaut, die meistens einer medikamentösen Therapie bedürfen. Begleitend treten häufig ausgeprägte Bauchbeschwerden auf, die die Lebensqualität sehr stark einschränken können – auch wenn die Darmentzündung mit diesen medikamentösen Maßnahmen gut unter Kontrolle ist oder sogar über das Stadium der aktiven Entzündung hinaus, wenn die entzündungshemmende Medikation schon beendet wurde. In diesem Fall spricht man von funktionellen Beschwerden, ausgelöst von einer chronischen Darmentzündung, oder von post-inflammatorischen Beschwerden.

Diese post-inflammatorischen Beschwerden werden ähnlich wie Reizdarmbeschwerden behandelt, denn Maßnahmen, die Reizdarmpatienten helfen, sind auch in dieser Situation sehr hilfreich. Durch die Yogatherapie wird also nicht die Darmentzündung selbst, sondern die durch die Darmentzündung verursachten Belastungen wie Bauchschmerzen, Verdauungsstörungen, psychosoziale Beeinträchtigungen und anderweitige Einschränkungen der Lebensqualität positiv beeinflusst.

Besonders die Stressminderung ist hier ein wichtiges Behandlungsziel. Denn der Stress äußert sich bei Patienten mit einer chronisch entzündlichen Darmerkrankung nicht als externer Stress, sondern als innerer oder selbst empfundener Stress, zum Beispiel als Angst vor einem

Rückfall. Dieser innere Stress geht nachweislich mit einer dreifach höheren Rückfallrate einher. Daher erhöht eine Verminderung dieses Stresses nicht nur die Lebensqualität, sondern ist zugleich eine präventive, also rückfallvermeidende Maßnahme. Dieser Aspekt ist besonders interessant, da Yoga im ursprünglichen Sinn nicht nur zur körperlichen Ertüchtigung und spirituellen Entfaltung, sondern gerade auch als Maßnahme zur Prävention und Behandlung angesehen wurde.

Auch hier gibt es aussagekräftige klinische Studien, die eine Wirksamkeit der speziellen Yogatherapie bei chronisch entzündlichen Darmerkrankungen bestätigen: Insbesondere Lebensqualität, Bauchbeschwerden, körperliche Symptome, Krankheitsaktivität und seelische Beschwerden bessern sich. Der direkte Beleg, dass die Entzündung positiv beeinflusst wird, konnte bisher nicht erbracht werden. Jedoch zeigt der indirekte Beleg, nämlich dass das Wieder-Auftreten der Entzündung reduziert wird, die positive Wirkung der Yogatherapie deutlich. In diesem Zusammenhang ist besonders interessant, dass durch die Yogatherapie neben den Beschwerden auch einzelne Entzündungsfaktoren, wie das wichtige Interleukin 6, gebessert werden.

Allerdings ist Yoga nicht in allen Stadien einer chronisch entzündlichen Darmerkrankung empfehlenswert. Gute Anwendungszeitpunkte sind das Stadium der Remission oder das Stadium mit milder und moderater entzündlicher Aktivität. Bei schwerer Entzündung sollten Sie Yoga in Eigentherapie nicht ohne Rücksprache mit Ihrem behandelnden Arzt anwenden.

Menstruationsbeschwerden

Menstruationsbeschwerden und Reizdarmbeschwerden haben große Ähnlichkeiten und beeinflussen sich gegenseitig. Das liegt unter anderem daran, dass es sich bei beiden Schmerzformen um Eingeweideschmerzen handelt und die Schmerzfortleitung, Schmerzverarbeitung und Schmerzwahrnehmung ähnliche Nervenbahnen beanspruchen. Dadurch kommt es zur gegenseitigen Steigerung der Wahrnehmung und zur Herabsetzung der Schmerzschwelle. Da Frauen signifikant häufiger Reizdarmbeschwerden haben als Männer, wird angenommen, dass auch die Hormonspiegelschwankungen im Rahmen des Menstruationszyklus möglicherweise Mitverursacher sind.

Hierzu bestehen wissenschaftlich gute Hinweise, denn die weiblichen Sexualhormone sind nicht nur für eine erhöhte Schmerzwahrnehmung durch Herabsetzung der Schmerzschwelle verantwortlich, sondern die Hormone verändern auch die Transportgeschwindigkeit im Darm. Vielen von Ihnen ist sicher schon aufgefallen, dass sich das Stuhlgangsverhalten in Abhängigkeit von der Zyklusphase verändert. Zu guter Letzt haben auch die Stimmungsschwankungen, die im Rahmen des Menstruationszyklus auftreten, direkten Einfluss auf die Reizdarmbeschwerden und deren Wahrnehmung. Insofern ist es nicht überraschend, dass Menstruationsbeschwerden und eine Vielzahl von assoziierten Begleitbeschwerden durch die Yogatherapie günstig beeinflusst werden.

Welche Rolle spielt Stress?

Stress hat in Zusammenhang mit Bauchschmerzen – egal welcher Art – eine zentrale Bedeutung, denn Stress macht uns empfindlich gegen Störfaktoren. Jeder von uns hat nur eine begrenzte Energie, die Belastungen des Tages zu bewältigen. Wenn diese Energie aufgebraucht ist, ermüden wir, werden empfindlich und benötigen Erholung. Stress jeder Art nagt an dieser Energie und braucht sie auf, sodass wir früher erschöpft und abgeschlagen sind und unser Körper dazu neigt, Situationen als belastender wahrzunehmen, als sie tatsächlich sind. Jeder von uns hat eine Körperfunktion oder eine Körperregion, an der diese durch Stress getriggerten Beschwerden sichtbar werden. Menschen, bei denen der Bauch oder der Darm diese Schwachstelle ist, haben dann oft reizdarmartige Beschwerden.

Selbst wenn die meisten von uns nicht den durch den reinen Überlebenskampf verursachten Stress verspüren, so ist unser Alltag auch in der modernen Welt von vielen Stressfaktoren gekennzeichnet. Dies schlägt nicht nur auf den Bauch, sondern wird auch durch viele andere stressartige Beschwerden erkennbar, zum Beispiel Erschöpfungszustände, Burn-out, Überlastung.

Gerade weil der negative Einfluss von Stress so gut bekannt und so zentral ist, sind wichtige Punkte der Yogatherapie die Stärkung der eigenen Wahrnehmung und des Ichs durch die Akzeptanz des eigenen Körpers. Diese Akzeptanz befreit uns von den vielen Stressfaktoren, die auf uns einwirken, zum Beispiel wenn es um das Erreichen von anspruchsvollen Zielen geht – aber auch wenn wir viel grübeln und überlegen, weil wir unzufrieden sind, weil wir unsere Wünsche und die Realität nicht unter einen Hut bekommen.

Darm-Hirn-Achse

Sicher haben Sie schon gehört oder gelesen, dass nicht genau bekannt ist, was der Auslöser für das Reizdarmsyndrom ist. Vermutlich gibt es auch keinen einzelnen Auslöser, sondern eine Vielzahl von Auslösern, die in größerem oder in geringerem Ausmaß an der Entstehung teilhaben.

Ein ganz zentraler Mitverursacher ist die Darm-Hirn-Achse. Diese besteht aus dem zentralen Nervensystem, dem Darmnervensystem und den Nervenzellen, die diese beiden Nervensysteme verknüpfen – ein echtes Netzwerk, das Informationen in alle Richtungen leiten kann und das eine Bewertung dieser Informationen ermöglicht. Gerade die Bewertung der Informationen (zum Beispiel: Habe ich leichte, mittlere oder starke Schmerzen?) wird in der Darm-Hirn-Achse getroffen und beeinflusst unsere Wahrnehmung von Symptomen und damit die Beeinträchtigung der Lebensqualität. Dabei werden unterschiedlichste Informationsverknüpfungen und Fehlinformationen gespeichert und als Antwort auf eine normale Darmfunktion oftmals ein Symptom verspürt. Streng genommen bedeutet dies, dass Patienten mit einem Reizdarmsyndrom normale Körperfunktionen als störendes Symptom verspüren, weil sich in der Darm-Hirn-Achse ein fehlerhafter Soll-Zustand gespeichert hat, der mit verschiedenen Therapien wie der Yogatherapie, der Darmhypnose oder Achtsamkeitsmeditation für den Darm wieder normalisiert werden kann. Zusätzliche Einflüsse wie Angst vor Schmerz und erlerntes Fehlverhalten, wie das Meiden von vermuteten beschwerdeauslösenden Lebensmitteln oder Situationen, lassen die Fehlregulationen in der Darm-Hirn-Achse in den Vordergrund treten.

Neben den vermuteten und bekannten Mitverursachern von Reizdarmbeschwerden finden sich auch zahlreiche psychosoziale Stressoren. Diese beeinflussen uns auch über einen Ansatz an der Darm-Hirn-Achse. Daher ist es nicht überraschend, dass Patienten mit Reizdarmbeschwerden auch viele Symptome anderer Funktionsbereiche zeigen, bei denen psychosoziale Stressoren ebenfalls bedeutend sind. Zu diesen Beschwerdekomplexen zählen zum Beispiel die Fibromyalgie, Kopfschmerzen, Erschöpfungszustände, Depressionen und Angsterkrankungen.

Gerade weil die Yogatherapie starke positive Einflüsse auf den psychosozialen Stresslevel zeigt, profitieren auch diese anderen Beschwerdekomplexe von der psychosozialen Entspannung durch die Yogatherapie. Ein durchaus positiver Effekt der netzwerkartigen Zusammenhänge, die das Darmnervensystem (peripheres Nervensystem) und das zentrale Nervensystem bilden.

Gibt es Alternativen zu Medikamenten?

Bauchbeschwerden sind nicht einfach zu behandeln. Dies liegt an den unterschiedlichen Ursachen, den verschiedenen individuellen Ko-Faktoren und der psychischen Komponente, die regelmäßig beteiligt ist, gerade wenn Schmerzen Teil des Problems sind.

Medikamente setzen nicht an den Ursachen an, denn diese sind nicht bekannt, sondern sie lindern ein Symptom, denn dafür wurden sie entwickelt. Allerdings besteht meistens nicht nur ein Symptom, sondern eine Vielzahl von Symptomen in individueller Ausprägung.

Komplementäre Therapieverfahren wie die Yogatherapie gehen verglichen mit Medikamenten einen anderen Weg: den Weg über Körper und Geist. Sie setzen an der Aktivität der Darm-Hirn-Achse an und bessern dadurch körperliche Symptome und seelische Begleitbeschwerden. Im weitesten Sinne kann die Yogatherapie daher als ganzheitliches Therapieverfahren angesehen werden.

Dieser Vorteil eines mehrdimensionalen Therapieansatzes ist übrigens nicht nur für die Yogatherapie belegt, sondern auch für weitere Körper-Geist-Therapien wie Achtsamkeitstraining, Entspannungsverfahren oder Hypnosen, wie die Darmhypnose zeigt. Die meisten dieser Körper-Geist-Therapien sind für die Selbstanwendung ideal geeignet und erlauben Ihnen, die für Sie geeigneten Verfahren oder Kombinationen auszusuchen.

Kriterien bei der Auswahl sollten dabei nicht nur die belegte Wirksamkeit sein – diese ist selbstverständlich Grundvoraussetzung –, sondern auch Ihre individuellen Vorlieben und die Integrierbarkeit in den Alltag. Denn auch die beste Therapie kann Ihnen nicht helfen, wenn Sie sie nicht positiv angehen und belastungsfrei in den Alltag integrieren können. Und stressen sollten Sie sich auf keinen Fall.

Darmhypnose – wie geht das?

Die Darmhypnose ist ein alternativmedizinisches Verfahren, bei dem zunächst ein Trance-Zustand erreicht wird. In diesem Zustand können mit gezielten Suggestionen Fehlregulationen im Nervensystem korrigiert werden. Eine Darmhypnose kann unterstützt durch einen Therapeuten angewendet werden, dies ist aber sehr zeit- und planungsaufwendig. Einfacher ist die selbst erlernbare Darmhypnose, bei der die Hypnose daheim von einer CD (Serviceteil, Seite 126) abgespielt werden kann. Damit haben Sie ausreichend Flexibilität, um diese Hypnose regelmäßig anzuwenden und in den Vorzug der symptomkontrollierenden Wirkung zu kommen. Darmhypnosen sind gerade bei Reizdarmbeschwerden – neben Yoga, Achtsamkeitsmeditationen und der Ernährungsumstellung – eine der wirkungsvollsten Maßnahmen.

Kann Yoga bei Bauchschmerzen helfen?

Vielleicht haben Sie von Freunden und Bekannten gehört, dass sie Yoga praktizieren und sich seitdem ihre Beschwerden verbessert haben. Und jetzt fragen Sie sich, was Yoga eigentlich ist und ob es auch bei Ihren Darmproblemen helfen könnte.

Eigentlich ist Yoga eine Philosophie, bei der eine Kombination aus körperlichen, geistigen und seelischen Verfahren eingesetzt wird, um den Gesundheitszustand zu verbessern und das Wohlbefinden zu erhöhen. Es ist tatsächlich so, dass mit Yoga viele Beschwerden sehr gut behandelt werden können. Die Wirksamkeit von Yoga ist wissenschaftlich erwiesen und akzeptiert. Aus diesem Grund wird die Yogatherapie auch in medizinischen Behandlungsrichtlinien empfohlen.

Lassen Sie uns daher die Hintergründe und die Anwendungsmöglichkeiten ein wenig beleuchten. Es gibt in der Anwendung von Yoga verschiedenste Schulen und Ausrichtungen. Darüber hinaus sind Yoga-Meditationen zentraler Bestandteil in verschiedener Religionen wie dem Buddhismus und dem Hinduismus. Am bekanntesten sind die Yogaschulen, die Hata Yoga, Iyengar Yoga oder Raja Yoga vermitteln. Insgesamt gibt es aber, je nach Anspruch, hunderte verschiedene Yoga-Ausrichtungen.

Yoga wird weltweit als körperbetontes Trainingsverfahren angeboten. Etwas weniger bekannt ist, dass Yoga auch als sehr wirkungsvolles medizinisch-komplementäres Verfahren zur Behandlung und Prävention von Beschwerden und Krankheiten eingesetzt wird. Eine repräsentative Bevölkerungsbefragung aus dem Jahre 2012 ergab, dass 9 % der Bevölkerung der USA Yoga teilweise auch unter medizinischen Aspekten anwenden. Die wichtigsten Einsatzfelder sind Schmerzen, selbst wahrgenommener Stress und krankheitsbedingte psychosoziale Stressoren.

Um eine medizinische Yogatherapie sinnvoll und erfolgreich einzusetzen, ist es erforderlich, dass Sie die Hintergründe verstehen, Ihre Erwartungshaltung mit dem wissenschaftlichen Kenntnisstand abgleichen sowie die für Sie geeigneten Übungen und Übungsabläufe erlernen und dann auch regelmäßig anwenden.

Yoga – der Hintergrund

Die Yogalehre stammt ursprünglich aus Indien und wurde etwa 1000 Jahre vor unserer Zeitrechnung erstmals erwähnt. Erst im 19. und 20. Jahrhundert wurde Yoga auch in der westlichen Welt bekannter, als sogenannte Yoga-Gurus das Wissen aus dem asiatischen Raum mitbrachten. Ab etwa 1980 wurde Yoga in der westlichen Welt populär, anfänglich im Wesentlichen durch die körperbetonten Übungen, die ein gesteigertes Körpergefühl, Flexibilität und muskuläre Kräftigung auf sanfte Art ermöglichen. Die medizinischen und meditativen Komponenten sind bis heute relativ unbekannt und werden eher selten angewendet.

Die Philosophie hinter Yoga

»Yoga« meint die fließende Vereinigung von Körper, Geist und Seele. Dabei wird durch geistige und körperliche Tätigkeit der bestmögliche Gesundheitszustand angestrebt. Das wird durch eine Kombination von körperlichen Übungen, Atemübungen und Meditation erreicht.

Während die moderne Wissenschaft eher an der äußeren Welt interessiert ist, ist die Philosophie hinter Yoga mehr an der inneren Welt interessiert, genauer gesagt am Geist und Verstand. Durch das Fokussieren auf das Innenleben werden positive Gedanken und Energien freigesetzt, die zu einer Steigerung von Wohlbefinden und Gesundheit führen. Angestrebt wird ein Zustand, der Samadhi genannt wird, ein Zustand, in dem Geist und Selbst in perfektem Einklang stehen, ein Zustand, der oftmals mit Erleuchtung beschrieben wird.

Im modernen medizinischen Yoga ist aber nicht nur Samadhi das Ziel. Vielmehr werden die verschiedenen Techniken des Yoga, die den Einzelnen zu diesem Ziel führen, angewendet, um medizinisch positive Wirkungen zu erzielen. Streng betrachtet ist also der Weg das Ziel, eine Herangehensweise, die ähnlich auch von vielen anderen Therapieverfahren oder Philosophien gesehen wird.

Grahani und Agni, Eckpfeiler des Verdauungsfeuers

Etwa 3500 Jahre vor unserer Zeitrechnung wurde in der ayurvedischen Medizin ein Verdauungsorgan und ein Beschwerdekomplex mit dem Namen Grahani beschrieben, das in seiner Beschreibung dem heutigen Reizdarmsyndrom sehr stark ähnelt. Als Ursache für die Störungen im Organ Grahani wurde eine Fehlfunktion von Agni, dem Verdauungsfeuer, angesehen, die zu Verdauungsbeschwerden und Stuhlgangsveränderungen führt.

Agni ist in der ayurvedischen Medizin einer der wichtigsten Faktoren, wenn es um Stoffwechselvorgänge, Verdauungsvorgänge und die Erhaltung der Gesundheit geht. Völlerei, unregelmäßige Nahrungsaufnahme, exzessives Fasten oder ungesunde Ernährung haben ebenso wie starker Gewichtsverlust, erhöhter Stress, Unterdrückung von natürlichen Körperfunktionen oder Anpassungsschwierigkeiten in Bezug auf Ort, Zeit oder Jahreszeit negative Einflüsse auf Agni. Im Zusammenhang mit Agni wurden verschiedene Veränderungen detailliert beschrieben, wie zum Beispiel Manda Agni, Vishama Agni oder Tikshana Agni, die allesamt sehr große Ähnlichkeiten mit den verschiedenen Aspekten des Reizdarmsyndroms, wie es in der westlichen Medizin charakterisiert wird, aufweisen.

In die Konzepte der modernen Yogatherapie bei Reizdarmbeschwerden fließen viele weitere Bestandteile der Yogaphilosophie ein, die mit Begriffen wie »Samana« (Kontrolle der Verdauung), »Udana« (Verdauungsstörungen wie Aufstoßen und Rülpsen), »Apana« (Kontrolle der Entleerung), »Prana« (Regulation des Schluckvorgangs) und »Vyana« (Kontrolle durch das Nervensystem) bezeichnet werden. Ebenso war früher schon bekannt, dass ein erhöhter Stresslevel (mano-udvega), wie er bei vielen Reizdarmpatienten vorliegt, das Essverhalten und den Lebensstil sehr negativ beeinflusst. Kurzum, ganzheitliche Konzepte, so wie wir sie uns für unsere Gesundheit im Rahmen einer modernen Medizin wünschen, waren auch schon in früheren medizinischen Lehren ein zentrales Thema.

Den Lehren der ayurvedischen Medizin und der Yogaphilosophie folgend kann Gesundheit nur wiederhergestellt oder erhalten werden, wenn alle Aspekte der Fehlfunktion balanciert behandelt und Körper, Geist und Atmung ganzheitlich in Einklang gebracht werden. Nach der ayurvedischen Medizin wird durch die Behandlung von Grahani das Agni gestärkt, indem je nach Ausprägung verschiedenste Kräutermischungen und Einläufe verabreicht werden und zeitgleich eine Kombination von Yogaübungen (Asanas), Atemübungen (Pranayamas) und Meditation (Dhyana) die Wiederherstellung der Balance unterstützt. Auch hierin unterscheidet sich die moderne Medizin nur unwesentlich von der ayurvedischen. Heute kommen neben pflanzlichen Präparaten (Phytotherapien), abführenden Maßnahmen und Medikamenten auch entspannende Verfahren und Yogatherapie zum Einsatz.

Der Unterschied zur modernen Medizin ist eher darin zu sehen, dass die mehr ganzheitlichen Körper- und Geist-basierten Verfahren wie die Yogatherapie, trotz bekannter Wirksamkeit, stärker in den Hintergrund getreten sind und die eher medikamentösen Maßnahmen in den Vordergrund geschoben wurden. Diese Verschiebung ist von den Betroffenen meistens gar nicht so gewünscht, der ganzheitliche Aspekt ist in der westlich geprägten Medizin aber etwas in den Hintergrund gerückt. Möglicherweise ist in dieser so entstandenen Einseitigkeit die Ursache für die bestenfalls überschaubaren Therapieerfolge von rein medikamentösen Ansätzen zu suchen.

Yoga als komplementäres Therapieverfahren

Yoga zählt medizinisch gesehen zu den neuen komplementären und alternativen Therapieverfahren. Yoga wird als komplementäres Verfahren bezeichnet, weil es zumeist als Ergänzung zur Schulmedizin durchgeführt wird. Yoga ist ein alternatives Therapieverfahren, weil es auch anstelle der Schulmedizin oder vor einer schulmedizinischen Behandlung angewendet werden kann.

Streng genommen ist Yoga aber kein neues medizinisches Therapieverfahren, denn Yoga wurde schon lange vor der Entwicklung der westlichen Medizin in der Heilkunde verwendet (Seite 16). Neu ist lediglich die Herangehensweise und die Überprüfung der Wirksamkeit der Yogatherapie in klinischen Studien, da wir Ärzte üblicherweise Belege als Basis für unsere Entscheidungen benötigen.

Medizinische Studienlage

Der Einfluss von medizinischem Yoga auf verschiedene Körperfunktionen ist sehr gut belegt. Botenstoffe wie Serotonin, Glutamat und Gamma-Amino-Buttersäure werden vermehrt gebildet, Hormone wie Cortisol und Botenstoffe wie Dopamin werden in reduziertem Maße ausgeschüttet. Es gibt also genügend Wirkmechanismen, mit denen sich die positiven Wirkungen von Yoga erklären und belegen lassen.

In der medizinischen Fachliteratur werden Therapieverfahren in klinischen Studien getestet. Dies trifft für alle Verfahren zu, also für medikamentöse Maßnahmen ebenso wie für Ernährungsumstellungen und komplementäre Therapieverfahren, zu denen unter anderem die Yogatherapie zählt. Klinische Studien gibt es zur Behandlung verschiedenster Bauchbeschwerden: im Zusammenhang mit funktionellen Bauchbeschwerden, mit Reizdarmbeschwerden, mit Bauchbeschwerden bei chronisch entzündlichen Darmerkrankungen und bei Menstruationsbeschwerden.

In Studien wurde ein breites Spektrum von Asanas getestet: Übungen im Liegen, im Stehen, Vorbeugen, Brücken, Drehungen und Übungen im Sitzen. Dabei achten diese Studien nicht nur auf die eigentlichen Bauchbeschwerden, sondern sie beschreiben auch Verbesserungen der generellen Lebensqualität, Einschränkungen in der Funktionsfähigkeit im geregelten Tagesablauf, Schlafqualität, Stresslevel und begleitende Symptome wie Abgeschlagenheit, Erschöpfung, Ängstlichkeit und depressive Gedanken. Jeder, der an Bauchbeschwerden leidet, weiß, wie sehr gerade diese zusätzlichen Symptomenkomplexe den Alltag und damit das generelle Wohlbefinden beeinflussen und wie ausgeprägt der Wunsch ist, nicht nur die Bauchbeschwerden, sondern auch die begleitenden Einschränkungen aktiv zu bessern.

Während der überwiegende Anteil der positiven Effekte von Yoga über die Darm-Hirn-Achse (Seite 14) vermittelt wird, sind auch die stressreduzierenden Wirkungen, die teilweise über die Darm-Hirn-Achse, teilweise aber auch über die Hypothalamus-Hypophysen-Nebennierenrinden-Achse vermittelt werden, sehr gut belegt. Zum einen ist der Stress physisch und psychisch messbar und geht deutlich zurück, zum anderen ist ein Rückgang des Stresshormons Cortisol durch die Yogatherapie feststellbar. Zusätzliche klinische Zeichen der Stressreduktion umfassen die Senkung des Blutdrucks, die Erniedrigung der Herzschlagfrequenz und andere. Weitere positive Gesundheitswirkungen wie die Senkung des Blutzuckerspiegels und die Senkung von Cholesterin und Blutfetten haben mit Bauchbeschwerden nichts zu tun, stärken den Körper aber zusätzlich durch den gesundheitsfördernden Aspekt dieser Veränderungen.

Nicht jede Studie zeigt bei jedem Yoga-Flow immer Verbesserungen aller Beschwerden wie Bauchschmerzen, Stuhlgangsfrequenz, Blähbauch und Stuhltexturveränderungen. Aber alle Studien zeigen eine Verbesserung von Reizdarmschmerzen, seien es globale Schmerzen, Bauchschmerzen oder eine Verminderung der maximalen Schmerzen auf ein niedrigeres Niveau. In allen Studien finden sich eine Steigerung der Lebensqualität und eine starke Reduktion von begleitenden nicht auf den Darm bezogenen Symptomen, insbesondere der stark belästigenden psychischen Begleitsymptome wie Anspannung, Ängstlichkeit und depressive Gedanken.

Das Gesamtbild ist entscheidend und jeder Einzelne unterscheidet sich in seinem Beschwerdebild von anderen, sodass Sie für sich selbst beurteilen sollten, welche Verbesserungen Sie als bedeutend und relevant betrachten.

Ein ganz wesentliches Ergebnis der klinischen Studien ist, dass die meisten Studienteilnehmer die Yogatherapie gerne durchführen und ihr auch nach Studienende im Alltag einen Platz geben. Diese Freude belegt, dass die Therapie als hilfreich und als nicht belastend empfunden wird. Auch die Motivation, die erlernte Yogatherapie dauerhaft in das eigene Leben zu integrieren, lässt das positive Erleben der Therapie und den empfundenen Gewinn an Lebensqualität sehr gut erahnen.

Sehen Sie das als einen Ansporn, die Yogatherapie anzupacken und in Ihren Alltag einzubauen. Langzeitstudien, bei denen nach mehreren Monaten nochmals erfragt wurde, ob die positiven Wirkungen angehalten haben, belegen sehr deutlich, dass diejenigen, die die Yogatherapie dauerhaft in ihr Leben integrieren, dauerhafte positive Effekte auf ihre Darmbeschwerden erwarten können und eine dauerhafte Steigerung ihrer Lebensqualität erfahren.

Wogegen wird Yoga angewendet?

Sehr weite Verbreitung findet medizinisches Yoga bei Schmerzzuständen, bei Erkrankungen mit veränderter psychischer Funktion (Angst, Depression, Erschöpfung), bei Herz-Kreislauf-Erkrankungen und bei Erkrankungen der Atemwege. Darüber hinaus wird Yoga unterstützend in verschiedenen Krebstherapien angewendet. Etwas weniger bekannt, obwohl mindestens vergleichbar gut wirksam, sind andere Funktionsbereiche wie zum Beispiel Bauchbeschwerden.

Wieso ist Yoga so hilfreich?

Gerade das Ansprechen der Körper-Geist-Achse und damit der ganzheitliche Ansatz bescheren der Yogatherapie gute Erfolge. Die Kombination aus physischen Übungen und beruhigenden, meditativen Ansätzen hat sich als ausgesprochen hilfreich erweisen. Mit den körperlichen Übungen, den Asanas, werden Muskulatur, Haltung, Flexibilität und Körpergefühl sowie die Selbstwahrnehmung trainiert. Viele empfinden sie als den aktiven Teil. Der eher passive Teil sind die Atemübungen und Meditationen. Sie ermöglichen Ruhe, Entspannung, das Verschmelzen von Körper und Seele sowie eine Reflexion über die Mitmenschen und sich selbst.

Gerade bei Reizdarmbeschwerden gehören Stress und Ängstlichkeit zu den hauptsächlichen Auslösefaktoren. Reizdarmyoga kontrolliert den Stresslevel, erhöht die Stressresistenz, reduziert Ko-Faktoren wie Ängstlichkeit und depressive, verzweifelte Gedanken, fördert die innere Ruhe und hilft Ihrem Körper zu entspannen. Ihr Körpergefühl profitiert positiv, die Achtsamkeit steigt und einzelne Übungen regen durch den darmmassierenden Effekt den Verdauungsvorgang und den Darmtransport an. Kurzum, Ihr Körper wird in vielen Aspekten gestärkt. Das hilft Ihnen, Ihre Beschwerden besser zu kontrollieren.

Die Kombination von körperlichen Übungen und Atemübungen und meditativen Komponenten ist für die Krankheitsverbesserung übrigens deutlich besser geeignet als reine körperliche Betätigung wie Ausdauer- oder Ballsport. Auch andere eher körperbetonte Bewegungsprogramme wie Tai-Chi oder Qigong oder alternative zufallsmäßig zusammengeloste Yogaübungen zeigen nicht die gleichen positiven medizinischen Wirkungen. Daher ist gerade bei einer therapeutischen Anwendung von Yoga die Auswahl der Übungen und das Zusammenspiel in speziellen Yoga-Flows außerordentlich bedeutend.

Ganz wichtig: Körperliche Übungen, Atemübungen und Meditationen sollten in einem ausgewogenen Verhältnis zueinander stehen, denn Yoga ist verglichen mit einseitigen medikamentösen Maßnahmen eine multimodale Therapieform. Im Gegensatz zu vielen verschiedenen Medikamenten für unterschiedlichste Beschwerden wenden Sie nun **eine** vielseitige Therapie gegen mehrere Problembereiche an.

Auch auf der Nebenwirkungsseite kann die Yogatherapie punkten, denn Sie können die Yogatherapie langfristig und nebenwirkungsfrei anwenden. Für viele ist gerade dieser Aspekt ein zusätzlicher Motivationsschub.

Vorteilhaft an der Yogatherapie ist außerdem, dass es sich nicht um eine Sportart mit Wettbewerbscharakter handelt, sondern jeder Einzelne entsprechend seiner persönlichen Fitness und seinem Leistungsniveau mitmachen kann. Es geht um das bedachte Ausführen von verschiedenen Positionen in Begleitung mit fokussierter Atmung. Perfektion oder Höchstleistung sind hier nicht der Anspruch und auch nicht das Ziel. Wichtig: Yogaübungen sollten niemals schmerzhaft sein. Wenn einzelne Asanas Schmerzen verursachen, legen Sie eine Pause ein, versuchen Sie die Position weniger perfekt durchzuführen oder sogar wegzulassen.

Positive Effekte der Yogatherapie sind neben der Linderung der Reizdarmbeschwerden auch die langsame Steigerung der eigenen Fitness und Leistungsfähigkeit – und bei manchen sogar eine Gewichtsreduktion durch die körperliche Betätigung.

Was kann ich von Yoga erwarten?

Erwarten Sie bitte nicht die sofortige und vollständige Heilung. Selbst wenn wir Ihnen dies von ganzem Herzen wünschen, ist dieser Anspruch völlig unrealistisch. Ihre Beschwerden nehmen Ihnen Lebensfreude und Lebensqualität, also wollen Sie diese zumindest teilweise zurück – das ist vollkommen verständlich. Denken Sie immer daran: Jeder Gewinn an Lebensqualität ist positiv, denn Sie haben etwas zurückbekommen.

Erwarten Sie also kleine Fortschritte, im Verlauf der Anwendung hoffentlich viele kleine Fortschritte. Beachten Sie auch, dass die Yogatherapie nicht nur Ihre Bauchbeschwerden bessert, sondern auch in anderen Teilbereichen positive Einflüsse entfaltet. Neben der Besserung Ihrer Bauchbeschwerden und der körperlichen Beschwerden, die auf den Bauch zurückzuführen sind, können Sie von der Yogatherapie nämlich noch viel mehr Positives erwarten, zum Beispiel gesteigerte Fitness und Belastbarkeit, höhere Flexibilität und Dehnbarkeit, Steigerung des Allgemeinbefindens und des Gesundheitszustandes, emotionale Stabilität und Resistenz gegen Schmerzen, gesteigerte Denkfunktion sowie eine bessere Selbstwahrnehmung. Das alles sind nur einige Beispiele, die Sie motivieren sollen, am besten gleich anzufangen, und die Sie kennen sollten, um die positive Kraft der Yogatherapie zu erleben.

Bedenken Sie dabei, dass die Yogatherapie nur so lange wirkt, wie sie angewendet wird. Die Studienlage hierzu ist sehr deutlich. Während Sie Yoga anwenden, werden Sie einen positiven Effekt spüren. Wenn Sie wieder damit aufhören, hält der positive Effekt noch etwa drei bis sechs Monate an. Vermutlich ist dieser Zeitraum individuell davon abhängig, wie stark Ihre Beschwerden vor der Yogatherapie waren und wie lange Sie die Yogatherapie durchgeführt haben. Aber Kopf hoch, selbst wenn Sie mal mit Yoga pausieren und die Beschwerden zurückkommen, steht es Ihnen immer frei, die Yogatherapie umgehend wiederaufzunehmen.

Was kann ich neben Yogatherapie noch tun?

Für Bauchbeschwerden gibt es verschiedenste nicht-medikamentöse und medikamentöse Maßnahmen, die geeignet sind, die Beschwerden zu kontrollieren. Medikamentöse Therapien, seien es pflanzliche Präparate, Nahrungsergänzungsmittel, Probiotika oder chemisch definierte Wirkstoffe, werden in diesem Ratgeber nicht besprochen. Medikamente sollten auf Ihre persönliche Situation abgestimmt sein, sprechen Sie deshalb darüber bitte mit Ihrem Arzt oder Apotheker.

Neben der Yogatherapie sind bei Bauchbeschwerden aber noch weitere komplementärmedizinische Maßnahmen wirkungsvoll. Und es ist auch sinnvoll, mehrere dieser Maßnahmen anzuwenden. Sie können gleichzeitig oder abwechselnd (täglicher oder wöchentlicher Wechsel) zum Einsatz kommen. Dies ist von der Stärke Ihrer Beschwerden und von Ihren Möglichkeiten abhängig.

Eine sehr gute Kombination besteht aus Yogatherapie und Ernährungsumstellung, da hierbei gleichzeitig zwei komplett verschiedene Therapiemechanismen aktiviert werden. Sehr positiv stellen sich auch Kombinationen mit achtsamkeitsbasierter Stressreduktion (mindfulness-based stress reduction; MBSR), Entspannungstechniken oder Darmhypnose (Seite 15) dar – allesamt Verfahren, die ganz zentral an der Darm-Hirn-Achse (Seite 14) ansetzen und die Sie sehr gut selbst durchführen können.

Aber Achtung: Nicht jedes alternative Therapieverfahren ist geeignet, Reizdarmbeschwerden zu bessern. Für manche alternative Therapieverfahren wie die Akkupunktur ist die Datenlage deutlich weniger positiv. Und für manche Therapieverfahren wie Qigong oder Tai-Chi ist sie sogar negativ.

Achtsamkeitsbasierte Stressreduktion

Yoga ist nicht die einzige Körper-Geist-Therapie, mit der Reizdarmbeschwerden in Eigenanwendung behandelt werden können, gehört aber sicher zu den einfacheren. Etwas komplexer ist die achtsamkeitsbasierte Stressreduktion, die von Jon Kabat-Zinn entwickelt wurde. Der ursprüngliche Gedanke war, verschiedene wirksame komplementärmedizinische Maßnahmen zu kombinieren und daraus eine ganzheitliche Geist-Körper-Maßnahme zu entwickeln. Diese achtsamkeitsbasierte Stressreduktion (mindfulness-based stress reduction; MBSR) sollte bei verschiedenen chronischen Krankheiten den Bedarf an medizinischer Inanspruchnahme und insbesondere den Bedarf an Medikamenten reduzieren.

Zu diesem Zweck wurden psychotherapeutische und verhaltenstherapeutische Ansätze mit meditativen und körperbezogenen Aktivitäten wie Meditationen und Yogatherapie verknüpft. Streng genommen handelt es sich dabei um eine Fusion von traditionellen und modernen medizinischen Ansätzen sowie von philosophischen Sichtweisen. Das Grundkonzept ist spirituellen und religiösen Lehren des asiatischen Raumes entnommen. Die religiösen und spirituellen Elemente wurden jedoch ausgegrenzt, sodass der meditative und auf Ak-

FODMAP-reduzierte Diät

Hierbei handelt es sich um eine spezielle, einfach umzusetzende Reizdarmdiät, bei der Beschwerden auslösende Nahrungsbestandteile, die sogenannten FODMAPs (fermentierbare kurzkettige Kohlenhydrate und Polyole/Zuckeralkohole) reduziert werden. Begleitend zur Yogatherapie können Sie so Ihren Körper bestmöglich und beschwerdeärmer ernähren. Eine klinische Studie konnte zeigen, dass bei Reizdarmbeschwerden die Kombination einer Yogatherapie und einer FODMAP-reduzierten Ernährung besonders erfolgsversprechend erscheint. Kombinieren Sie daher am besten den Start in Ihr beschwerdereduziertes Leben idealerweise mit beiden Maßnahmen, also einer Yogatherapie in Kombination mit einer FODMAP-reduzierten Ernährung. Buchtipps dazu finden Sie im Serviceteil (Seite 126).

zeptieren ausgelegte verhaltenstherapeutische Gedanke verbleibt.

Der Dreiklang Bewegung – Meditation – Akzeptanz ist inzwischen in der Mitte der modernen Medizin angekommen. Im Gegensatz zu anderen eher passiven stressreduzierenden Verfahren ist bei der achtsamkeitsbasierten Stressreduktion aber eine aktive und bewertungsfreie Selbstwahrnehmung gefordert. Negative Gedanken verlieren so ihren belastenden Einfluss. Dieses aktive Vorgehen ist auch in der Selbstanwendung möglich und wird mit einem fokussierten Body-Scan und verschiedenen zielgerichteten Meditationen sowohl CD-basiert in Eigenanwendung, als Einzeltherapie oder in einem Gruppenangebot durchgeführt. (Hinweise auf einer CD zur Eigenanwendung finden Sie im Serviceteil (Seite 126). Spezielle achtsamkeitsbasierte Stressreduktionen wurden auch für Reizdarmbeschwerden entwickelt und in klinischen Studien als sehr gut wirksam getestet. Die Yogaübungen, die bei der achtsamkeitsbasierten Stressreduktion empfohlen werden, sind die gleichen wie bei der klassischen Reizdarm-Yogatherapie.

Ernährung

Zeitgleich mit der Anwendung der Yogatherapie sollten Sie sich Gedanken über Ihre Ernährung machen. Oftmals ernähren wir uns ungesund, gerade dann, wenn wir erschöpft, gestresst oder gelangweilt sind oder wenn wir einfach zu müde sind, uns mit unserer Ernährung zu beschäftigen. Betrachten Sie Ihre Ernährung nicht nur vor dem Hintergrund, was Sie essen, sondern auch, wie Sie es zu sich nehmen. Verzichten Sie auf hastiges Herunterwürgen im Stehen oder Liegen, sondern setzen Sie sich aufrecht hin, kauen Sie richtig und genießen Sie das, was Sie essen.

Zum Thema »Was Sie essen sollten« gibt es im Zusammenhang mit Bauchbeschwerden sehr klare Empfehlungen. Dabei wird ein Vorgehen in drei Schritten empfohlen:

1. Sorgen Sie zunächst für eine ausgewogene Mischkost und meiden Sie offensichtlich ungünstige Lebensmittel wie Kaffee, Alkohol und fette Speisen.
2. Falls das noch nicht ausreicht, beginnen Sie, ein Ernährungs-Symptom-Tagebuch zu führen. Dabei werden Sie Lebensmittel, die bei Ihnen Beschwerden auslösen, identifizieren. Meiden Sie diese in Zukunft.
3. Falls auch dies nicht ausreicht, sind Ernährungsumstellungen wie die FODMAP-reduzierte Diät, zuckerreduzierte oder getreidereduzierte Diäten sinnvoll.

Natürlich können Sie sich dazu in Büchern oder im Internet informieren. Achten Sie aber darauf, dass Ihre Informationen aus fachlicher Quelle stammen. Das Internet ist voll von Blogs oder anderweitigen Quellen. Diese müssen nicht immer irren, sind fachlich aber oft nicht ausreichend. Deshalb empfehlen wir einen Blick in die medizinische Fachliteratur; sie ist gerade an dieser Stelle sehr wertvoll. Einige Hinweise dazu finden Sie im Serviceteil (Seite 126).

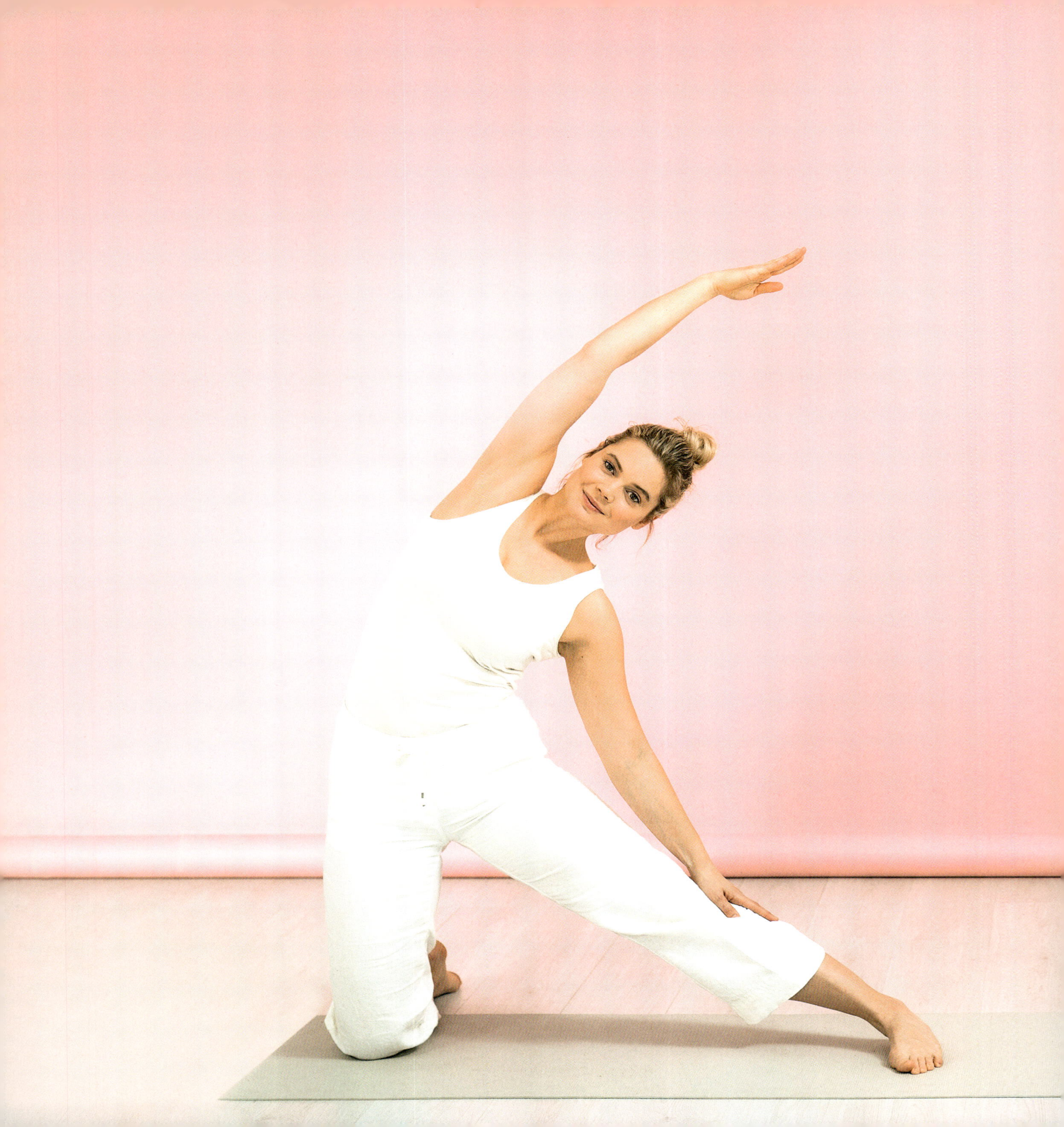

Yoga-Flows, die wirklich helfen

Es gibt Asanas, die bei den verschiedensten Bauchbeschwerden helfen. Wichtig außerdem: Atemübungen und Meditation. Tun Sie sich etwas Gutes und integrieren Sie die Übungen in Ihren Alltag!

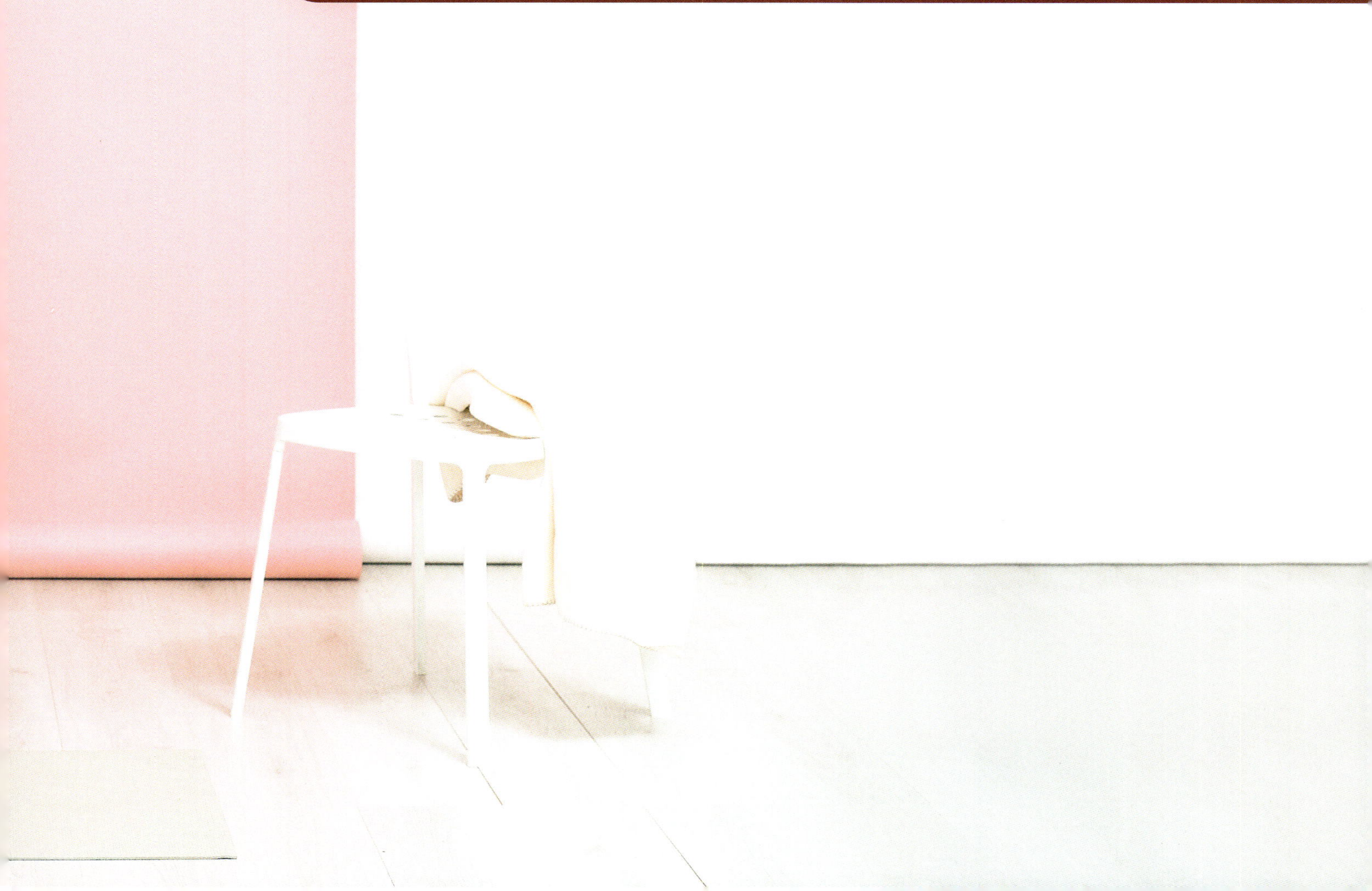

Grundsätzliches zur Yogapraxis

Bevor Sie loslegen, haben wir hier noch ein paar wichtige Informationen für Sie zusammengestellt – damit Sie viel Freude an der Yogapraxis haben und sich die positive Wirkung auch bei Ihren Beschwerden möglichst schnell einstellt.

Yoga besteht aus Asanas (körperlichen Übungen), Pranayamas (bewusst kontrollierte Atmung/Yogaatmung) und Dhyana (Meditationen). Während beim sportlichen Yoga die Asanas im Vordergrund stehen, ist beim medizinischen Yoga die Ausgewogenheit aller drei Komponenten bedeutend, da gerade dadurch physisches und psychisches Wohlbefinden gestärkt wird.

Aber Vorsicht, Yoga ist nicht gleich Yoga. Von den verschiedenen Yogaschulen haben insbesondere Hata Yoga, Iyengar Yoga und Kundalini Yoga in medizinische Konzepte Eingang gefunden. Wer sich gut auskennt, wird aber auch Übungen aus anderen Yogaschulen finden.

Das moderne medizinische Yoga legt viel Wert auf die korrekte Ausführung der Stellungen und der Atemkommandos. Dabei ist allen medizinischen Yoga-Anwendungen gemeinsam, dass sich körperliche Beschwerden, also einzelne Symptome, und psychische Funktionsbereiche wie Achtsamkeit, Belastbarkeit, Wohlbefinden, Zufriedenheit, Selbstwertgefühl und Einfühlungsvermögen bessern. Sie sollten von der Verbesserung mehrerer Funktionsbereiche profitieren und dadurch eine Steigerung Ihrer krankheitsbezogenen und Ihrer allgemeinen Lebensqualität erfahren.

Wann und wie lange sollte ich üben?

Bei der zeitlichen Planung haben Sie viel Spielraum. Insgesamt zwei Stunden pro Woche sollten es mindestens sein. Überlegen Sie sich, wann diese Stunden ideal in Ihren Alltag passen. Ob Sie nun zweimal pro Woche eine Stunde, viermal pro Woche 30 Minuten oder sechsmal pro Woche 20 Minuten üben oder ob Sie die Zeit ganz anders verteilen, dürfen Sie selbst entscheiden. Wichtig ist lediglich, dass pro Woche zwei Stunden zusammenkommen.

Übrigens: Eine Woche hat 168 Stunden. Zwei Stunden entsprechen da nur 1 % der gesamten Zeit – im Verhältnis nicht wirklich viel Zeit für sich selbst. Vielleicht wollen Sie, nachdem Sie diese Zahlen nun kennen, sogar etwas mehr Zeit für die Yogatherapie oder andere gesundheitsförderliche Aktivitäten reservieren.

Zu welcher Tageszeit Sie am liebsten üben möchten, bleibt ganz Ihnen selbst überlassen. Probieren Sie ein wenig aus und Sie werden sehen, dass Sie mit der Zeit ihre eigenen »Yoga-Gewohnheiten« entwickeln werden.

Üben Sie regelmäßig

Ihr Verdauungsapparat ist ein Gewohnheitstier und er liebt die Regelmäßigkeit. Das sollten Sie sich auch beim Yoga zu Nutze machen. Um das Regelmäßigkeitsbedürfnis Ihres Darms zu befriedigen, bietet es sich an, die Yogaübungen regelmäßig, am besten nach einem festen wöchentlichen Zeitplan, durchzuführen.

Erstellen Sie sich so einen Zeitplan und hängen Sie ihn dort auf, wo Sie ihn immer wieder sehen. Yoga-Zeit ist Ihre Quality-Time, die Sie regelmäßig einhalten wollen. Lassen Sie sich regelmäßig daran erinnern, damit Sie sich darauf freuen können.

Wie lange dauert die Therapie?

Jetzt fragen Sie sich vielleicht, wie viele Wochen oder Monate Sie die Yogatherapie anwenden sollten. Ihr vorrangiges Ziel ist vermutlich, Ihre Beschwerden besser kontrollieren zu können. Dies sollten Sie nach vier bis sechs Wochen schon deutlich spüren.

Dann heißt es aber: nicht aufhören, sondern weitermachen. Ihr langfristiges Ziel lautet, die Beschwerden zu kontrollieren und dauerhaft einen Rückfall der Beschwerden zu verhindern. Dies können Sie erreichen, indem Sie die Übungen auch dann fortsetzen, wenn Sie Ihre Beschwerden besser im Griff haben.

Die Yogatherapie ist demnach eine dauerhafte Therapie. Die Faktoren, die Ihren Körper stressen und belasten, konnten Sie möglicherweise teilweise identifizieren und abstellen. Dennoch sind wir alle im Alltag vielfältigsten Belastungen ausgesetzt, die wir teilweise gar nicht bemerken. Dagegen wollen wir unseren Körper dauerhaft stärken, am besten durch die dauerhafte Anwendung der Yogatherapie.

Muss ich mich streng an die Vorgaben halten?

Achten Sie unbedingt darauf, dass Sie alle Komponenten, also körperliche Übungen, Atemübungen und Meditationen, anwenden. Ihr Reizdarmyoga besteht nicht nur aus ertüchtigenden Asanas, sondern auch aus den therapeutischen wichtigen Atemübungen und Meditationen. Nur durch das Ausschöpfen der großen Breite der Yogatherapie werden Sie Ihre Beschwerden in den Griff bekommen. Lassen Sie sich nicht entmutigen, wenn Ihnen die Meditationen und Atemübungen am Anfang etwas schwerfallen – das geht vielen so. Nach und nach werden Sie bestimmt hineinfinden und diese entspannende Zeit nur für sich nicht mehr missen wollen.

Nachdem Sie die verschiedenen Yogaübungen erlernt haben, merken Sie sicher bald, welche Übungen Ihren Beschwerden besonders guttun. Am Anfang ist es dennoch am besten, wenn Sie bei den vorgestellten Yoga-Flows bleiben, da deren Wirksamkeit gut bekannt ist.

Wenn Sie länger dabei sind, werden Sie zu Ihrem eigenen Yogaexperten. Wahrscheinlich möchten Sie dann die Übungen, die Ihnen besonders guttun, in Ihr Programm einbauen. Das sollten Sie auch tun. In den Übungsbeschreibungen finden Sie Hinweise darauf, welche Asanas bei welchen Beschwerden besonders hilfreich sind. Dadurch haben Sie ausreichend Spielraum, um die Übungen auf Ihre Situation abgestimmt abzuwandeln und Ihre eigenen Yoga-Flows zusammenzustellen. Wählen Sie die Asanas so aus, dass Sie die Freude am Üben und die Wirksamkeit bestmöglich kombinieren.

Achten Sie bei der Zusammenstellung aber darauf, dass mindestens die Hälfte der Übungen aus Reizdarm-Yoga-Übungen besteht und dass die Ausgewogenheit von körperlichen Übungen, Atemübungen und Meditationen erhalten bleibt. Planen Sie für die Atemübungen etwa zehn Minuten und für die Meditation etwa 15 Minuten ein.

Tipps zum richtigen Üben

Yoga hält für jeden von uns etwas Gutes bereit. Es ist eine Zeit, die Sie in sich selbst investieren. Doch wie können Sie optimal von den zahlreichen positiven Wirkungen profitieren? Nun, zunächst liegt der Schlüssel in Geduld und Routine. Fangen Sie Ihren Bedürfnissen entsprechend an und steigern Sie sich langsam. Durch regelmäßiges Üben werden Sie schon bald persönliche Fortschritte spüren. Lassen Sie sich auf die Yogapraxis ein und machen Sie diese zu einem Teil Ihres täglichen Lebens. Sie wird eine Wohltat für Ihren Körper und Geist sein.

Notfallyoga

Es wird immer mal wieder vorkommen, dass Sie eine außergewöhnliche Situation aus der Bahn wirft und Ihre Beschwerden verstärkt. Suchen Sie sich deshalb ein oder zwei Lieblingsübungen heraus, die Sie unabhängig von Ihren regelmäßigen Yogazeiten kurzfristig anwenden können, wenn es nötig wird. Bei Reizdarmbeschwerden haben sich Atemübungen als sehr praktikabel und hilfreich erwiesen. Bei kurzfristigen Schmerzepisoden oder zur Stimulation eines trägen Darms helfen verschiedene Asanas wie die windlösende Stellung (Seite 48) oder das Krokodil (Seite 82). Bei akuten Verstopfungsproblemen sind Übungen wie die stehende Vorbeuge (Seite 38) oder das gedrehte Dreieck (Seite 40) hilfreich. Achten Sie darauf, dass Sie Ihren Bauch nach dem Ausatmen in angespannter Position halten.

Vorbereitung

Die Atmosphäre und Umgebung, in der Sie Ihre Yogaübungen ausführen, kann wesentlich zu Ihrem persönlichen Erfolg beitragen.

- Wählen Sie einen ruhigen Ort aus, an dem sie sich wohlfühlen und an dem Sie gerne und regelmäßig üben können.
- Schaffen Sie ausreichend Platz, sodass Sie sich in alle Richtungen frei bewegen können, und lüften Sie noch einmal gut durch. Die frische Luft wird Ihre Sinne beleben und Ihnen helfen, sich gut zu konzentrieren.
- Achten Sie auch auf die Raumtemperatur. Wenn diese unterhalb der Wohlfühltemperatur liegt, heizen Sie den Raum rechtzeitig vor.
- Schalten Sie am besten alle elektronischen Geräte aus, um vollkommen ungestört zu sein.

Ansonsten brauchen Sie nicht viel, um direkt mit dem Yoga loszulegen. Empfehlenswert ist eine Yoga- oder Iso-Matte und bequeme Sportbekleidung. Bei manchen Übungen sind Yoga-Blöcke hilfreich. Legen Sie außerdem für die Meditation eine Decke und vielleicht sogar ein Wohlfühlkissen für den Kopf bereit.

Denken Sie daran, Ihren Körper besonders vor und nach dem Üben mit ausreichend Flüssigkeit zu versorgen. Am besten geeignet sind stilles Wasser oder Tee. Um sich vor der Yogapraxis noch schnell zu stärken, sind leichte Snacks wie Obst oder Smoothies gut geeignet. Schwere Mahlzeiten sollten mindestens zwei Stunden zurückliegen.

Ein zusätzliches Aufwärmen vor unseren Yoga-Flows ist nicht notwendig. Vielmehr können die verschiedenen Flows auch miteinander kombiniert werden, wie in Kapitel Yoga-Flows (Seite 30) erklärt wird. Der Sonnengruß (Seite 31) ist ein Flow, der sich besonders gut mit allen Flows kombinieren lässt und optional als eine Art »Aufwärmung« genutzt werden kann.

Grundsätze der Asana-Praxis

Üben Sie die Asanas immer mit Bedacht, Achtsamkeit und Konzentration. Die wichtigste Regel ist: Hören Sie auf sich selbst. Lenken Sie alle Gedanken auf Ihren Körper und nehmen Sie ihn bewusst wahr. Ertasten Sie Ihre Grenzen und respektieren Sie sie. Es ist niemals notwendig, sich unter Druck zu setzen, schließlich wollen Sie sich mit Yoga etwas Gutes tun.

Üben Sie die Asanas zunächst langsam und einzeln ein und achten Sie dabei auf Ihre Atmung. Lassen Sie sich genügend Zeit dafür und setzen Sie sich nicht selbst unter Druck. Erst wenn Sie mit den Übungen gut vertraut sind, beginnen Sie, diese in den unterschiedlichen Zusammenstellungen (Flows) zu üben.

Wenn Sie vollständig in die Übungen eintauchen, kontrolliert und aufmerksam die vorgegebenen Bewegungen ausführen und sie mit Ihrem Atem synchronisieren, stellt sich sehr rasch ein Gefühl von Ruhe, Gelassenheit und Selbstkontrolle ein, das dann Entspannung ermöglicht und die Gesundheit fördert.

Passen Sie Ihre Yogapraxis an Ihre eigenen Bedürfnisse und an Ihre Tagesform an. Sind Sie besonders energiegeladen und motiviert, dann probieren Sie etwas Neues aus. Fühlen Sie sich hingegen kränklich oder schwach, entspannen Sie besser bei sanften Atemübungen oder in einer Meditation. Sollten Sie bei einer Übung unangenehme Empfindungen oder gar Schmerzen spüren, lassen Sie diese Übung einfach aus.

Die Atmung

Ihr Atem ist Ihr stetiger Begleiter und Wegweiser. Er führt Sie durch die Bewegungen und verbindet Körper und Geist. Atmen Sie immer durch die Nase und achten Sie auf tiefe, regelmäßige Atemzüge. Werden diese durch die Anstrengung kurz und unregelmäßig, können Sie auf kürze Übungsintervalle mit kleinen Entspannungspausen umstellen und sie öfters wiederholen. Mit der bewussten Atmung vertiefen Sie jede Position und holen die beste Wirkung aus ihr heraus.

Die Einatmung führt uns in Rückwärtsbeugen und hilft dem Körper, in die Länge zu wachsen. Mit der Ausatmung aktivieren wir unsere Rumpfmuskulatur und gelangen tiefer in Vorbeugen oder Drehungen.

Befolgen Sie nach Möglichkeit alle Atemhinweise, die Sie in den Anleitungen zu den einzelnen Asanas finden. Sie werden sehen, dass Sie sich im Anschluss noch besser fühlen. Doch auch hier gilt: Seien Sie geduldig. Verzweifeln Sie nicht, wenn Atmung und Bewegung zunächst nicht perfekt im Einklang sind. Übung macht den Meister!

Beenden Sie jeden Asana-Flow mit der Endentspannung »Savanasa« (Seite 84). Nehmen Sie sich dafür so viel Zeit, wie Sie möchten und können. Spüren Sie den Übungen nach.

Yoga-Flows

Im Anschluss an die Erklärungen der einzelnen Yogaübungen (Asanas), Atemtechniken (Pranayamas) und Meditationen stellen wir Ihnen eine Reihe verschiedener Übungsabläufe (Flows) vor. In diesen medizinischen Yoga-Flows haben wir verschiedene Stellungen und Übungen, deren Wirksamkeit bekannt ist, zu Abläufen zusammengestellt und passend zum Einsatz mit zeitlichen Empfehlungen versehen.

Dieses Symbol finden Sie bei den Flows als Hinweis auf die Sonnengruß-Abfolge.

Die korrekte Ausführung dieser Flows ist sehr wichtig, damit Muskulatur, Gelenke und Organe gestärkt werden. Außerdem werden Sie dabei lernen, Ihren Körper besser wahrzunehmen und zu spüren, wie Körper und Geist ineinanderfließen.

Bei der Auswahl der Asanas haben wir auch berücksichtigt, dass einzelne sportlich anstrengendere Übungen die geistige Gesundheit besser ansprechen und auch über die Ausschüttung von positiven Botenstoffen, zum Beispiel Endorphine, wirken. Sanftere Übungen hingegen entspannen den Körper, weil diese Asanas das parasympathische Nervensystem aktivieren, also den Teil des Nervensystems, über den Ruhe und Erholung reguliert werden.

Probieren Sie diese Flows aus. Natürlich können Sie sie auch frei nach Ihren Bedürfnissen kombinieren, ergänzen oder abändern – aber bitte erst, nachdem Sie etwas Yogaerfahrung gesammelt haben.

Beginnen Sie mit einfachen kürzeren Flows, um langsam ins Yoga einzutauchen. Nach und nach können Sie Ihr Repertoire auf längere Übungs-Sets oder schwierigere Übungen ausweiten. Im Folgenden finden Sie einige Empfehlungen dazu, wie häufig Sie am besten üben sollten:

- kurze Flows (ca. 15–20 Min): jeden bis jeden 2. Tag, 4–5-mal pro Woche
- lange Flows oder mehrere kurze Flows (ca. 60 Min): mindestens 2-mal pro Woche
- Kombination von kurzen und langen Flows: 1 langer und 3–4 kurze pro Woche. Sie können, wenn es Ihnen Spaß bereitet, auch etwas mehr üben. 2 Stunden pro Woche sind ideal, bis 3 Stunden ist auch okay, mehr sollte es aber nicht sein.
- Atemübungen und Meditation: so oft wie möglich (selbst wenige Minuten täglich machen den Unterschied), nach Belieben als eigenständige Übungen oder in Kombination mit Ihren Asana-Flows

Sonnengruß (Surya Namaskar)

Der Sonnengruß ist sicherlich der bekannteste Flow. Er stellt eine fließende Abfolge von Asanas dar, die Körper und Geist mit frischer Energie versorgen und uns gleichzeitig zu innerer Ruhe und Balance verhelfen. Durch seine Dynamik bringt der Sonnengruß Stoffwechsel und Kreislauf in Schwung und kurbelt zusätzlich die Verdauung an. Er eignet sich deshalb wunderbar, um den Tag aktiv zu starten oder um nach einem langen Arbeitstag herunterzukommen und neue Energie zu schöpfen. Der ganze Körper wird dabei aufgewärmt, alle Muskelgruppen werden aktiviert, gedehnt und gekräftigt. Die Abfolge der Übungen finden Sie bei den Flows (Seite 94).

Ob Sie den Sonnengruß nun als eigenständige Übung ausführen oder als Aufwärmung für weitere Asanas nutzen – Sie werden in jedem Fall von seiner vitalisierenden Wirkung profitieren und sich danach glücklich und entspannt fühlen.

Anleitung Beim Sonnengruß wird der fließende Wechsel zwischen den einzelnen Asanas vom Atem begleitet. Die Übungen sind auf den Atem abgestimmt, sodass Sie in jede neue Position mit einer Ein- oder Ausatmung hineinfließen können.

Und jetzt geht's los

Sie sind entschlossen, durch Yogatherapie Ihre Reizdarmbeschwerden in Angriff zu nehmen, sehr gut!

- Suchen Sie sich einen Ort, an dem Sie ausreichend Ruhe und Entspannung finden, einen Ort, der Gemütlichkeit ausstrahlt und an dem Sie nicht gestört werden.
- Lassen Sie sich ausreichend Zeit, die einzelnen Übungen zunächst langsam und einzeln einzustudieren. Achten Sie dabei auf Ihre Atmung.
- Wenn Ihnen die Übungen gut vertraut sind, beginnen Sie mit den Flows.
- Genauso wichtig ist es, dass Sie Ihren Körper nicht überstrapazieren. Die Übungen sollten zu keinem Zeitpunkt schmerzhaft oder erschöpfend sein. Wenn dem so ist, schalten Sie lieber einen Gang zurück, denn zusätzlichen Stress wollen Sie auf keinen Fall.
- Denken Sie immer daran, Ihr Reizdarmyoga soll Ihnen Spaß machen – und vergessen Sie das Atmen nicht!

Wenn Sie den Sonnengruß als Aufwärmung für Ihre weitere Asana-Praxis anwenden möchten, wiederholen Sie den Flow etwa 3–5-mal (etwa 5–8 Minuten).

Als eigenständige Übung eigenen sich beispielsweise 10–15 Runden. Entspannen Sie zwischen den Runden gerne für einige tiefe Atemzüge in der Bergposition (Seite 32).

Tipps

- Wenn Ihnen die 8-Punkt-Stellung anfangs Schwierigkeiten bereitet, können Sie Ihren Körper nach der hohen Planke ausatmend flach auf dem Boden ablegen und anschließend wie gewohnt in die kleine Kobra übergehen.
- Machen Sie sich keine Sorgen, wenn Sie zu Beginn nicht mit jeder Ein- und Ausatmung direkt in die nächste Stellung übergehen können. Atmen Sie in den einzelnen Positionen lieber einmal mehr ein und aus und fahren Sie dann mit dem Flow fort. Mit der Zeit werden Sie den Sonnengruß verinnerlichen und Ihren Rhythmus finden.

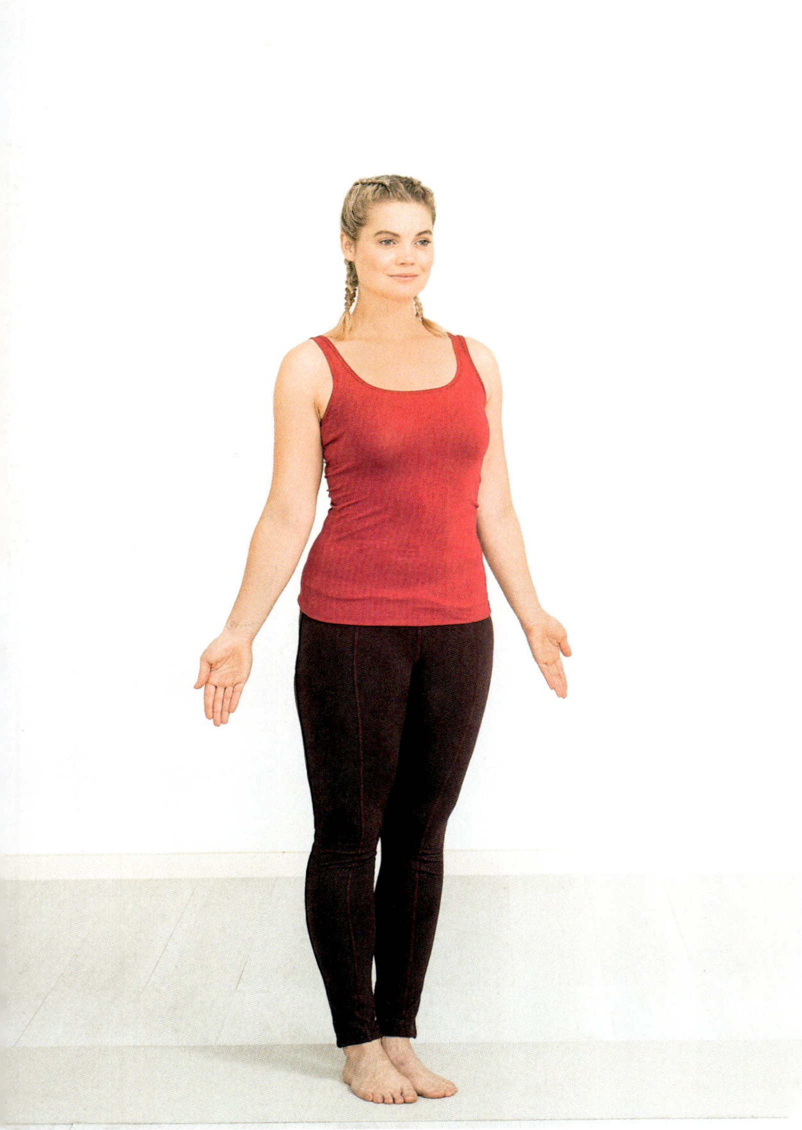

Berg

Tadasana

Anleitung

- Kommen Sie in den aufrechten Stand. Große Zehen und Fersen beider Füße berühren sich.
- Strecken Sie die Zehen flach aus, verankern Sie die Füße fest im Boden und verteilen Sie das Körpergewicht gleichmäßig auf beide Beine.
- Machen Sie Ihre Wirbelsäule lang, als zöge ein unsichtbares Band an Ihrem Scheitel. Ihr Blick bleibt dabei nach vorn gerichtet.
- Die Schulterblätter ziehen sanft nach unten und zueinander, dadurch öffnet sich die Brust.
- Ihre Arme sind neben dem Körper ausgestreckt, die Handflächen nach vorne gedreht.
- Atmen Sie 10–20-mal tief ein und aus. Spüren Sie den Kontakt zur Erde.

Wirkung

- Verbessert die Körperhaltung
- Schenkt Ruhe und mindert Stress
- Gibt Energie und weckt den Geist

Baum

Vrikshasana

Anleitung

- Kommen Sie in einen aufrechten Stand.
- Führen Sie mit der Einatmung die gestreckten Arme über die Seiten nach oben, bis sich die Handflächen berühren.
- Ausatmend geben Sie sanften Druck in die Handflächen, einatmend lassen Sie die Fingerspitzen zur Decke streben. Spüren Sie die Länge in Ihrem Körper.
- Beugen Sie nun das linke Bein und legen Sie die Fußsohle so hoch wie möglich an der Innenseite des rechten Oberschenkels ab.
- Das linke Knie zeigt zur Seite.
- Versuchen Sie, das Gleichgewicht für 6–8 tiefe Atemzüge zu halten.
- Kommen Sie anschließend in die Bergposition (Seite 32) zurück und wiederholen Sie die Übung mit dem anderen Bein.

Wirkung

- Verleiht Standhaftigkeit
- Fördert den Gleichgewichtssinn

Zu beachten

- Bei Verletzungen der Schultern müssen Sie die Arme nicht ganz nach oben strecken, sondern können sie in eine tiefere, schmerzfreie Position bringen.

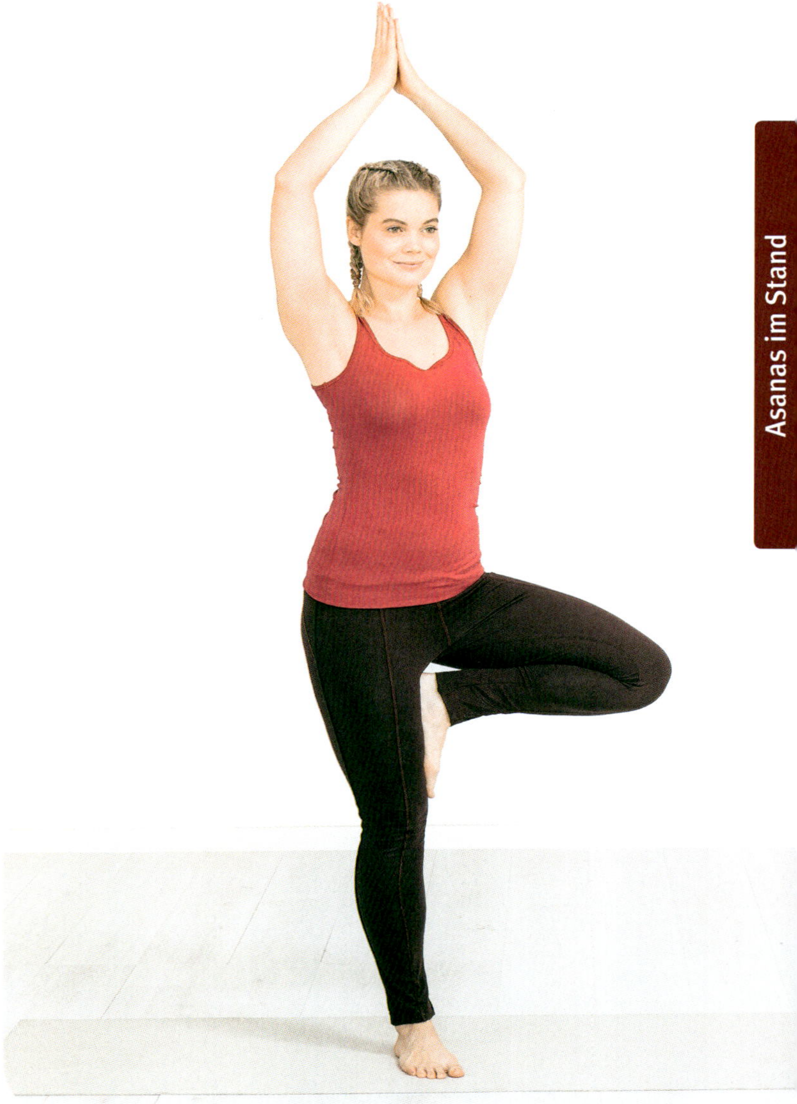

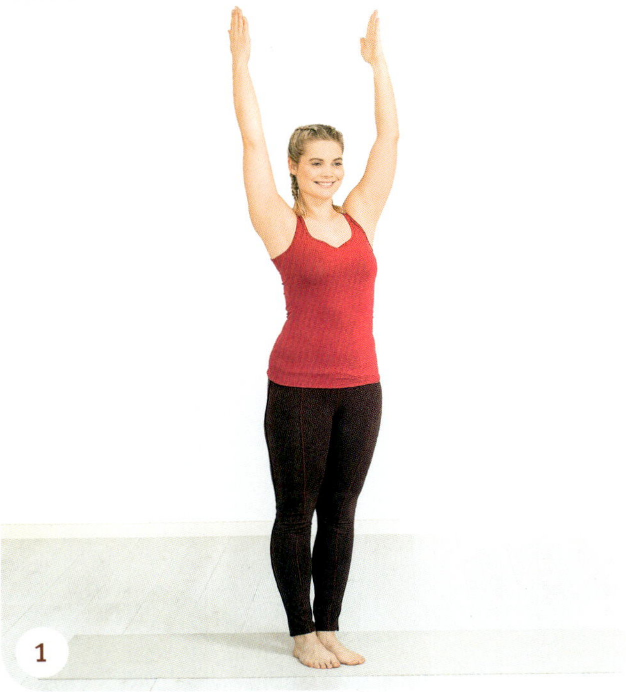

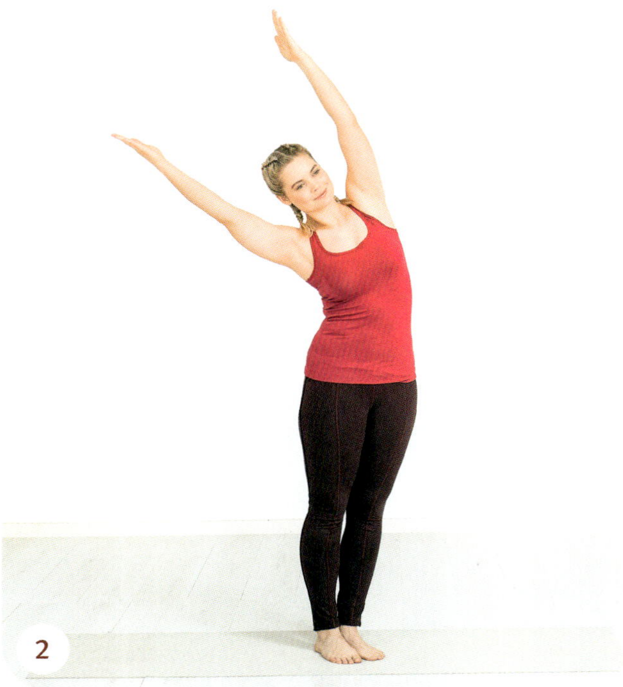

Berg mit erhobenen Armen

Urdhva Hastasana

Anleitung

- Aus der Bergposition (Seite 32) heraus bringen Sie die Arme einatmend in eine nach oben gestreckte Position.
- Lassen Sie die Schultern dabei tief.
- Mit der Einatmung führen Sie die Schulterblätter sanft zueinander und öffnen so den Brustkorb.
- Die Fingerspitzen streben zur Decke, Sie fühlen sich groß und spüren die Dehnung im ganzen Körper. (1)
- Der Blick ist weiterhin nach vorn gerichtet.
- Atmen Sie 10–20-mal tief ein und aus.
- Anschließend lassen Sie die Arme mit der Ausatmung nach unten sinken.

Wirkung

- Belebt
- Dehnt Schulter- und Brustmuskulatur

Zu beachten

- Bei Verletzungen der Schultern müssen Sie die Arme nicht ganz nach oben strecken, sondern können Sie in eine tiefere, schmerzfreie Position bringen.

Variante 1:
Berg mit Seitendehnung (2)

- Spüren Sie über Ihre Füße die feste Verbindung zur Erde und verwurzeln Sie sich nochmals mit erhobenen Armen tief in der Position des Berges.
- Mit der Ausatmung neigen Sie den Oberkörper sanft nach rechts und spüren die Dehnung der linken Körperseite.
- Nach 6–8 Atemzügen kommen Sie einatmend in die Mitte zurück und wiederholen die Übung auf der linken Seite.

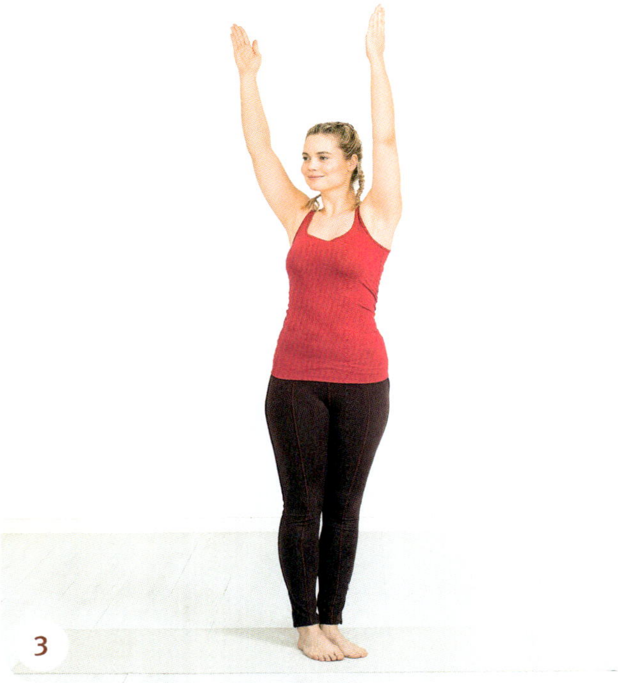

3

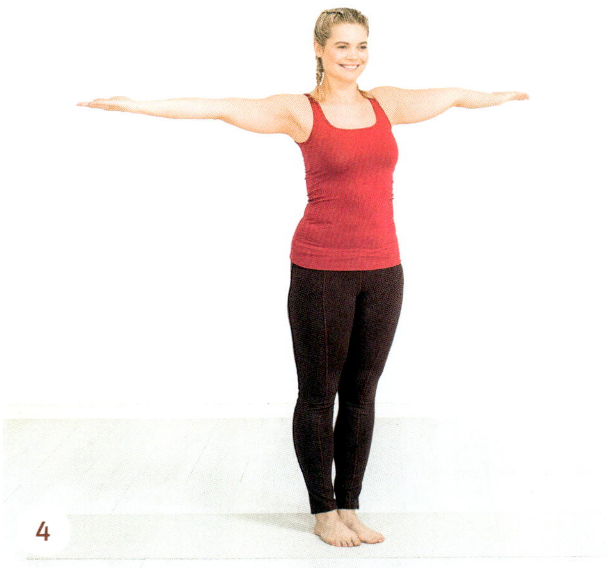

4

Variante 2:
Berg mit Seitendrehung (3)

- Atmen Sie tief ein.
- Ausatmend drehen Sie langsam den aufrechten Oberkörper nach rechts. Die Arme bleiben dabei parallel zur Decke gestreckt.
- Nach 6–8 Atemzügen kommen Sie einatmend in die Mitte zurück und wiederholen die Übung auf der linken Seite.

Variante 3:
Berg mit geöffneten Armen (4)

- Aus der Bergposition mit erhobenen Armen öffnen Sie mit einem tiefen Einatmen Ihre Arme zu beiden Seiten Ihres Körpers.
- Die Arme sind auf Höhe der Schultern parallel zum Boden ausgestreckt, die Handflächen zeigen nach oben.
- Atmen Sie 10–20-mal tief ein und aus. Spüren Sie dabei die Aktivierung zwischen den Schulterblättern.
- Anschließend lassen Sie die Arme mit der Ausatmung nach unten sinken.

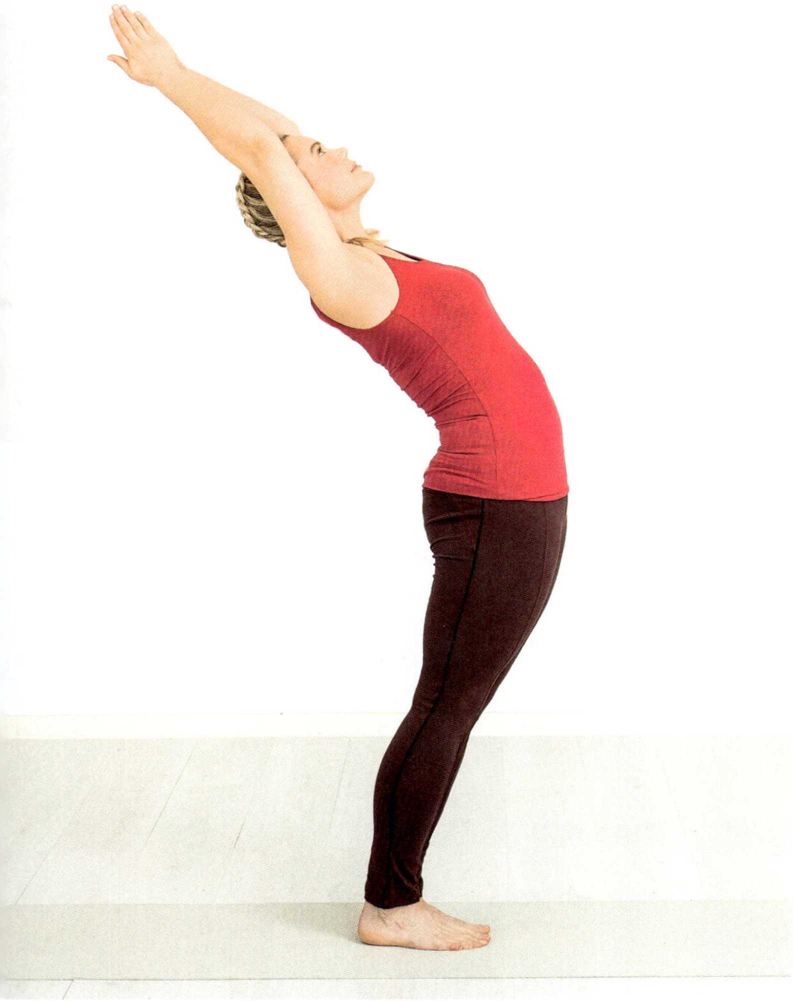

Halbes Rad

Ardha Chakrasana

Anleitung

- Kommen Sie in einen aufrechten Stand.
- Einatmend führen Sie die Arme gestreckt über dem Kopf zusammen, sodass sich die Handflächen berühren.
- Die Schultern bleiben unten, während die Arme aktiv zur Decke streben und so die Wirbelsäule lang werden lassen.
- Mit der Ausatmung beugen Sie sich sanft nach hinten und schieben gleichzeitig das Becken leicht nach vorne.
- Gehen Sie nur so weit, wie es Ihr Körper erlaubt.
- Halten Sie die Position für 6–8 Atemzüge.
- Einatmend kommen Sie in eine aufrechte Stellung zurück, ausatmend senken Sie die Arme.
- Wiederholen Sie die Übung 1-mal.

Wirkung

- Aktiviert die Bauchorgane
- Streckt den gesamten Körper
- Vertieft die Atmung

Zu beachten

- Bei Verletzungen der Schultern sollten Sie die Arme nur vorsichtig über dem Kopf ausstrecken.
- Bei starken Beschwerden im unteren Rücken sollten Sie auf diese Übung verzichten.

Tänzer

Natarajasana

Anleitung

- Kommen Sie in einen stabilen aufrechten Stand.
- Verlagern Sie Ihr Körpergewicht mit der Einatmung auf das linke Bein und beugen Sie dann das rechte Bein nach hinten.
- Ausatmend umgreifen Sie den Fußrücken des gebeugten Beines mit der rechten Hand und ziehen die Ferse in Richtung Gesäß.
- Mit der nächsten Einatmung strecken Sie den linken Arm senkrecht nach oben und lassen dabei den Körper ganz lang werden.
- Halten Sie das Gleichgewicht und bewegen Sie nun das gebeugte rechte Bein vorsichtig nach hinten oben – nur so weit, wie es für Sie angenehm ist.
- Die Hüfte sollte dabei die ganze Zeit gerade nach vorne ausgerichtet sein.
- Halten Sie die Position für 6–8 Atemzüge.
- Mit der Ausatmung kommen Sie in den aufrechten Stand zurück und wiederholen die Übung auf der anderen Seite.

Wirkung

- Schult das Gleichgewicht
- Dehnt Oberschenkel und Rumpfvorderseite
- Verleiht geistige Stabilität

Zu beachten

- Bei Beschwerden der Lendenwirbelsäule sollten Sie diese Übung mit besonderer Vorsicht durchführen oder auslassen.

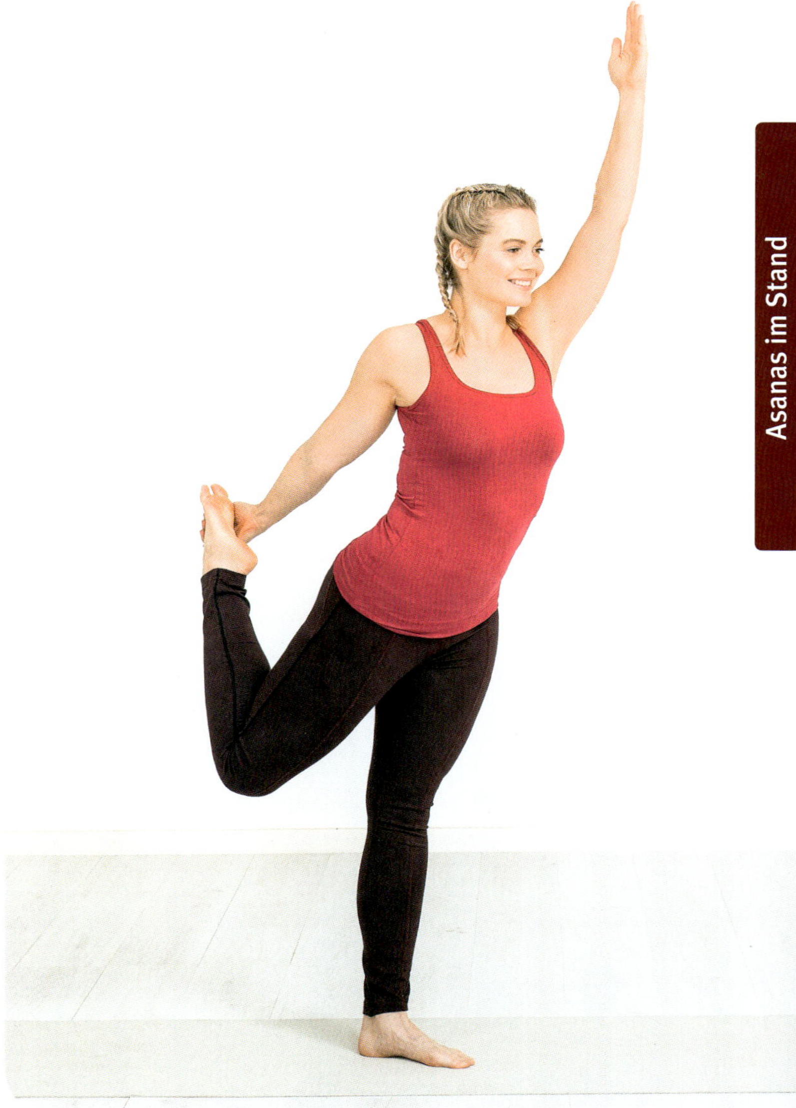

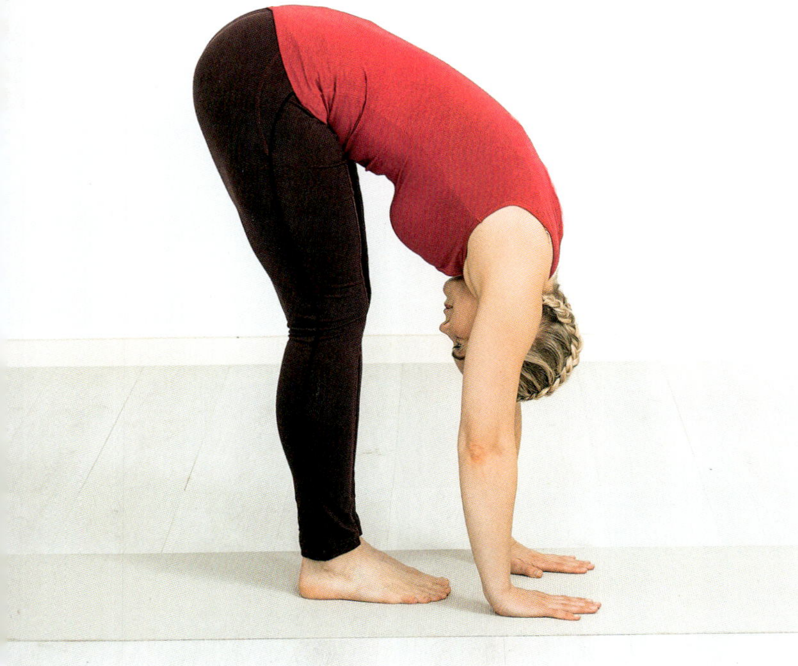

Stehende Vorbeuge

Uttanasana

Anleitung

- Nehmen Sie die Bergposition (Seite 32) als Grundstellung ein.
- Während Sie ausatmen, beugen Sie sich Wirbel für Wirbel nach unten.
- Legen Sie die Hände flach vor den Füßen ab, dabei können die Knie auch angewinkelt sein.
- Atmen Sie tief ein. Beim Ausatmen bringen Sie den Kopf an die Beine heran und legen ihn auf die Knie.
- Der Nacken bleibt entspannt, die Wirbelsäule lang.
- Versuchen Sie nicht, den Oberkörper mit Kraft in Richtung Boden zu drücken, sondern nutzen Sie einfach Ihr Körpergewicht für die Dehnung.
- Halten Sie diese Position für 6–10 gleichmäßige Atemzüge.
- Kommen Sie schließlich mit der Einatmung in die Bergposition zurück.

Wirkung

- Lindert Magenschmerzen und stärkt die Bauchorgane
- Gibt der Wirbelsäule Flexibilität und dehnt die Beinrückseiten
- Kühlt den erregten Geist ab

Zu beachten

- Falls Sie an Schwindel oder niedrigem Blutdruck leiden, sollten Sie diese Übung mit besonderer Vorsicht durchführen.
- Bei Migräne oder Bandscheibenvorfällen (vor allem im Lendenwirbelbereich) sollten Sie auf diese Übung verzichten.

Dreieck

Trikonasana

Anleitung

- Aus der Bergposition (Seite 32) heraus öffnen Sie die Beine, sodass die Füße etwa eine Beinlänge voneinander entfernt stehen.
- Drehen Sie den linken Fuß um 90 Grad zur Seite, der rechte Fuß zeigt nach vorne.
- Mit der Einatmung strecken Sie die Arme seitlich auf Schulterhöhe aus, die Handflächen weisen zum Boden.
- Ausatmend beugen Sie den Oberkörper so weit wie möglich zum linken Bein. Dabei bleibt Ihr Rücken lang und Sie spüren die Dehnung der rechten Körperseite.
- Die linke Hand strebt zum linken Fuß, die rechte zur Decke.
- Ihr Blick gleitet entlang des rechten Armes nach oben.
- Atmen Sie 6–8-mal tief ein und aus.
- Ausatmend kommen Sie in die Ausgangsposition zurück und wiederholen die Übung auf der anderen Seite.
- Fahren Sie anschließend mit dem gedrehten Dreieck (Seite 40) fort.

Wirkung

- Harmonisiert und erdet
- Stärkt die Beinmuskulatur
- Öffnet die Hüfte

Zu beachten

- Bei Schwindel, Rücken- oder Nackenbeschwerden sollten Sie diese Übung mit besonderer Vorsicht durchführen oder auslassen.

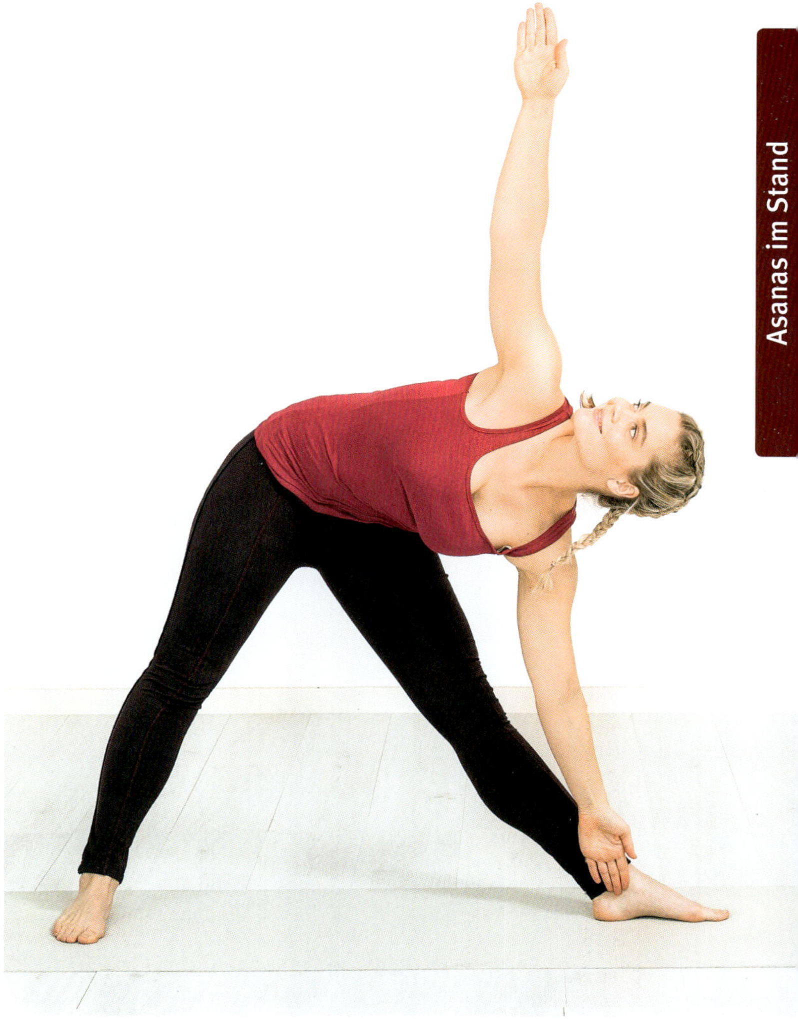

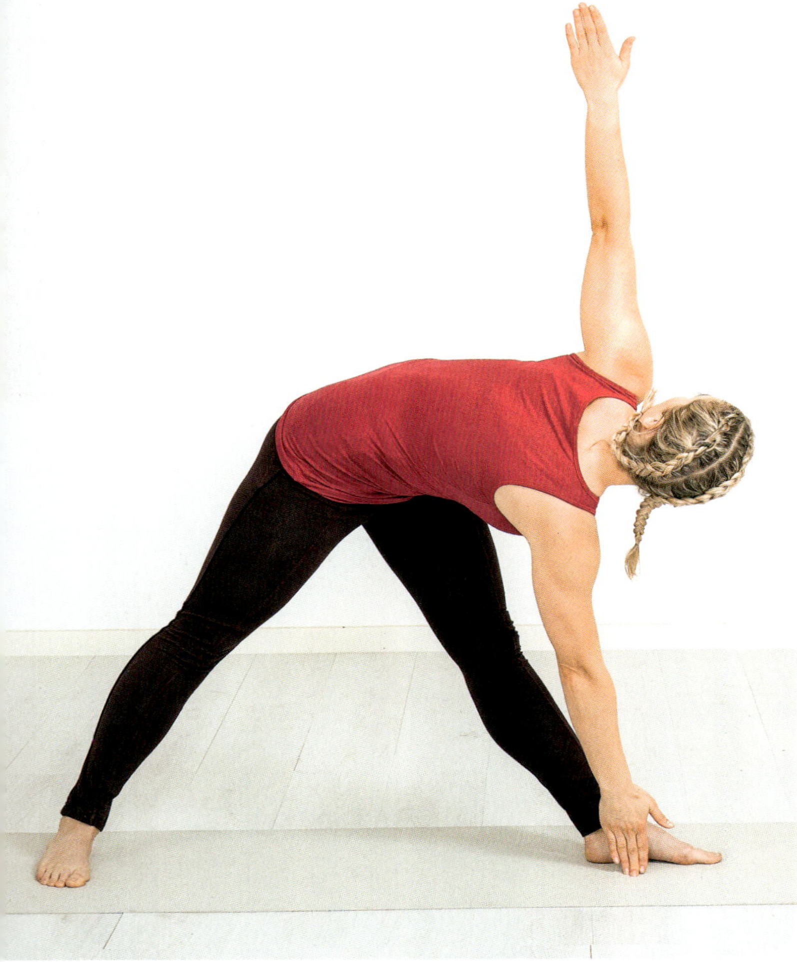

Gedrehtes Dreieck

Parivrtta Trikonasana

Anleitung

- Nachdem Sie das Dreieck (Seite 39) auf beiden Körperseiten durchgeführt haben, bleiben Sie in der Ausgangsposition (Beine gespreizt und Arme seitlich des Körpers ausgestreckt).
- Drehen Sie den linken Fuß um 90 Grad nach außen und den rechten um etwa 45 bis 60 Grad nach innen.
- Mit der Ausatmung drehen Sie den Rumpf nach links, der Rücken bleibt dabei lang.
- Mit einer weiteren Ausatmung kippen Sie den Oberkörper nach vorne und führen die rechte Hand in Richtung des linken Fußes.
- Ihr Blick gleitet zum nach oben gestreckten Arm.
- Atmen Sie 6–8-mal tief ein und aus.
- Ausatmend kommen Sie in die Ausgangsposition zurück und wiederholen die Übung auf der anderen Seite.

Wirkung

- Massiert zusätzlich die Bauchorgane und fördert die Verdauung

Zu beachten

- Bei Schwindel, Rücken- oder Nackenbeschwerden sollten Sie diese Übung mit besonderer Vorsicht durchführen oder auslassen.

Krieger 1

Virabhadrasana I

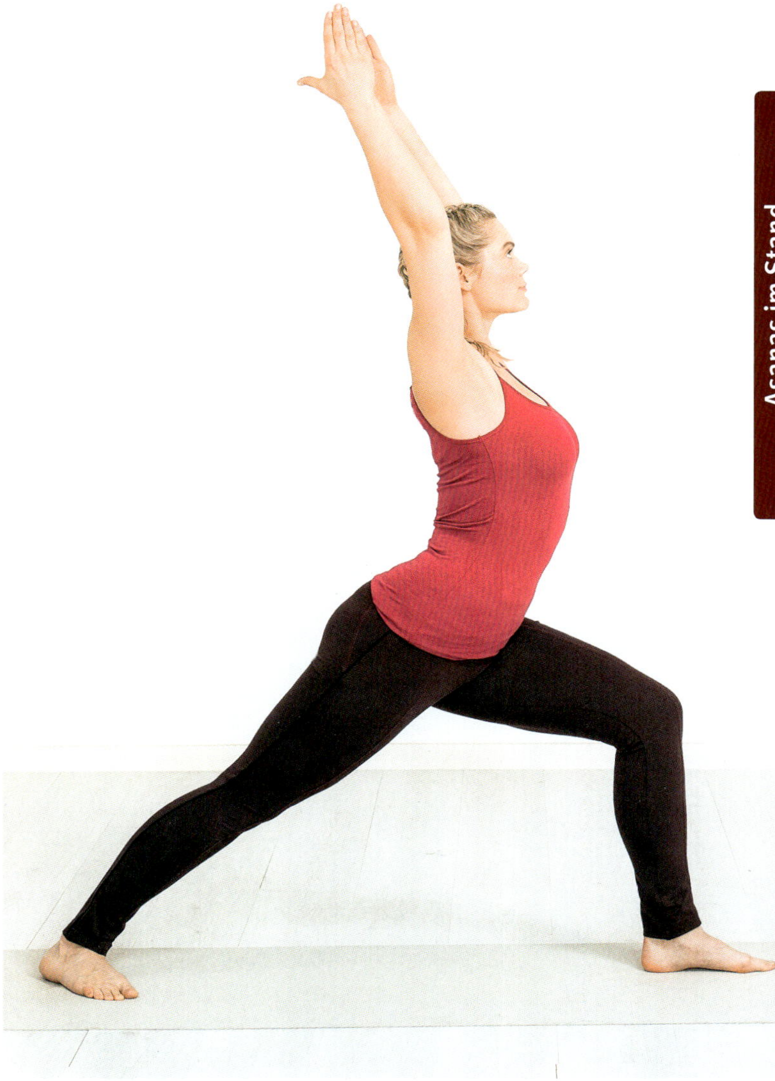

Anleitung

- Kommen Sie in einen aufrechten Stand und strecken Sie die Arme mit der Ausatmung parallel nach oben. Atmen Sie tief ein und aus.
- Machen Sie mit dem linken Bein einen Ausfallschritt nach vorne und beugen Sie das vordere Knie so weit, dass es eine Linie mit der Ferse bildet (das Schienbein ist senkrecht zum Boden).
- Drehen Sie den hinteren rechten Fuß um etwa 30 Grad nach außen, das hintere Bein bleibt dabei gestreckt.
- Aktivieren Sie ausatmend Ihre Bauchmuskulatur und verteilen Sie Ihr Gewicht so auf beide Füße, dass Sie einen stabilen Stand finden.
- Gesicht, Brustkorb und Hüfte sind nach vorne ausgerichtet.
- Durch die Streckung der Arme ist Ihre Wirbelsäule lang, die Schultern ziehen sanft zur Erde.
- Je größer Sie den Ausfallschritt wählen und je mehr Sie sich einem 90-Grad-Winkel zwischen Ober- und Unterschenkel des vorderen Beines nähern, desto anstrengender wird diese Übung für Sie sein.
- Halten Sie den Krieger 1 für 6–8 Atemzüge.
- Ausatmend kehren Sie in die Ausgangsposition zurück.
- Verweilen Sie dort für einige Atemzüge und wiederholen Sie die Übung auf der anderen Seite.

Wirkung

- Stimuliert die Verdauungsorgane
- Verleiht der Hüfte Flexibilität
- Stärkt die Beinmuskulatur
- Dehnt die Brust und Schultern
- Verbessert Aufmerksamkeit und Balance
- Schenkt Kraft und Selbstbewusstsein

Zu beachten

- Bei Beschwerden in Knien, Hüfte oder Schultern sollten Sie diese Übung mit erhöhter Vorsicht durchführen.

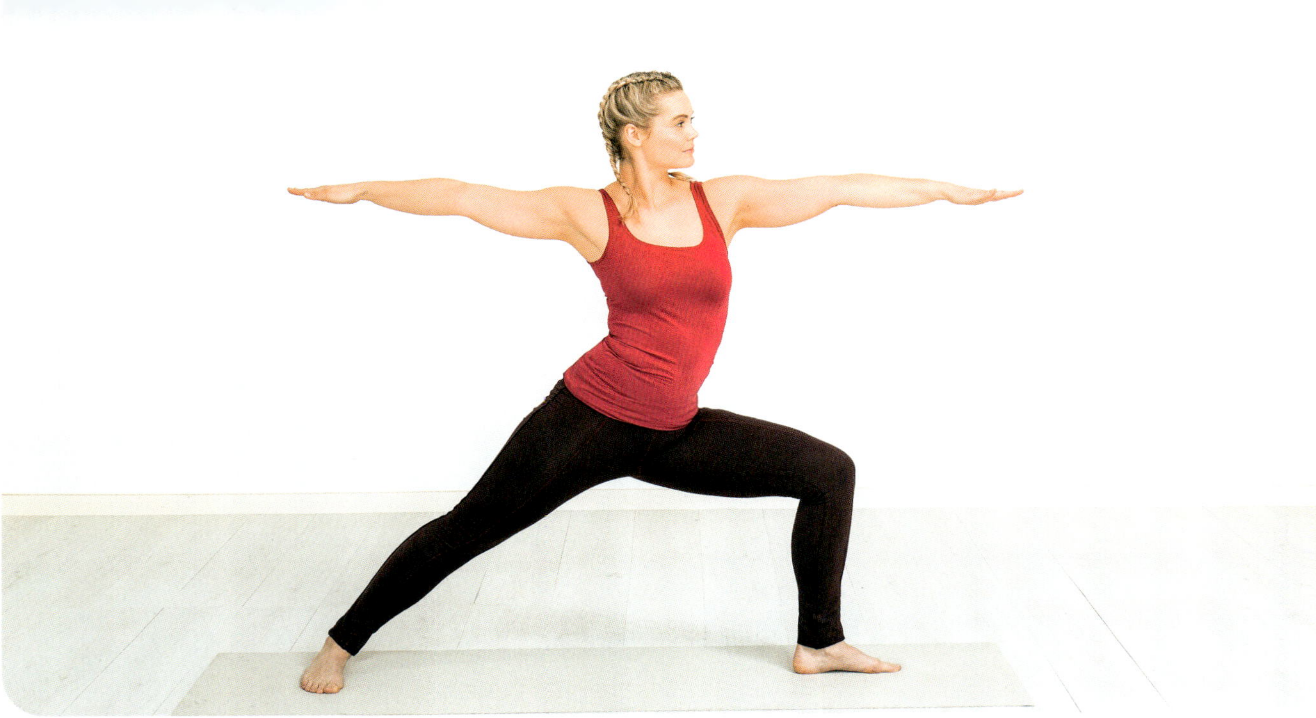

Krieger 2

Virabhadrasana II

Anleitung

- Machen Sie aus der Bergposition (Seite 32) einen weiten Schritt zur linken Seite und kommen Sie mit gespreizten Beinen und nach vorne gerichteten Füßen zum Stehen.
- Drehen Sie nun den linken Fuß um 90 Grad nach außen und beugen Sie das Knie, bis es eine Linie mit der Ferse bildet.
- Strecken Sie die Arme auf Schulterhöhe parallel zum Boden aus, die Handflächen zeigen nach unten.
- Aktivieren Sie ausatmend die Bauchmuskulatur und drehen Sie Oberkörper und Hüfte sanft nach links. Der Blick gleitet über den linken Arm.
- Lassen Sie das hintere Bein gestreckt und die Füße fest im Boden verankert.
- Halten Sie den Krieger 2 für 6–8 Atemzüge.
- Ausatmend kehren Sie in die Bergposition zurück.
- Verweilen Sie dort für einige Atemzüge und wiederholen Sie die Übung auf der anderen Seite.

Wirkung

- Kräftigt die Unterleibsorgane
- Stärkt und dehnt Bein- und Hüftmuskulatur
- Fördert Gleichgewichtssinn und Zuversicht

Zu beachten

- Bei Beschwerden in Knien oder Hüfte sollten Sie diese Übung mit erhöhter Vorsicht durchführen.

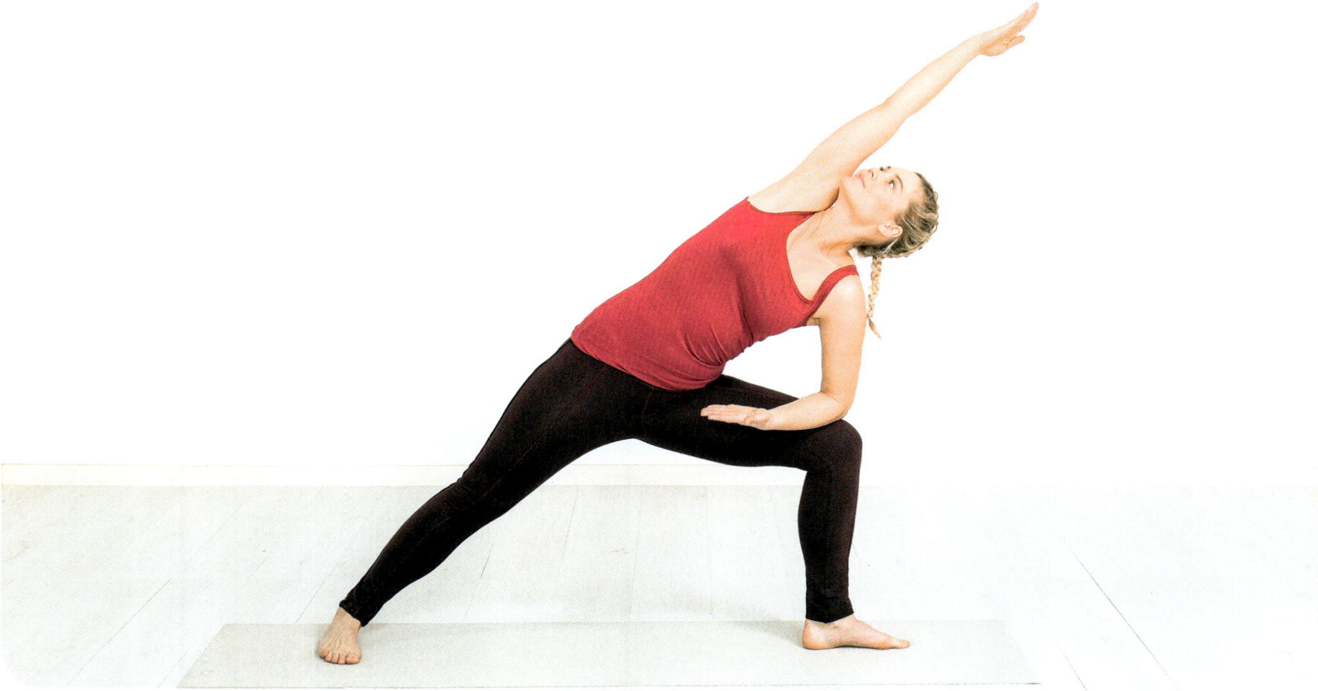

Seitlicher Winkel

Parsvakonasana

Anleitung

- Stellen Sie sich in einer weiten Grätsche auf die Matte, die Füße etwa in einem Abstand von 1,5 m.
- Drehen Sie den linken Fuß um 90 Grad nach außen und den rechten Fuß um etwa 30 Grad nach innen.
- Mit der Ausatmung beugen Sie das linke Bein, bis das Knie eine Linie mit dem Fußgelenk bildet. Das rechte Bein bleibt dabei durchgestreckt.
- Mit der Einatmung führen Sie den gestreckten rechten Arm in einem großen Bogen über die Seite nach oben.
- Stützen Sie sich nun mit dem linken Ellenbogen auf dem linken Knie ab und neigen Sie den Oberkörper zur linken Seite.
- Ihr Blick gleitet zum gestreckten Arm, der aktiv vom Körper wegzieht.
- Halten Sie die Stellung für 6–8 ruhige Atemzüge und spüren Sie die angenehme Dehnung der rechten Körperseite.
- Mit der Ausatmung kommen Sie in die Ausgangsposition zurück und wiederholen die Übung auf der anderen Seite.

Wirkung

- Fördert die Verdauung
- Dehnt die Flanken
- Schult den Gleichgewichtssinn

Zu beachten

- Bei Beschwerden in Knien, Hüfte oder Schultern sollten Sie diese Übung mit erhöhter Vorsicht durchführen.

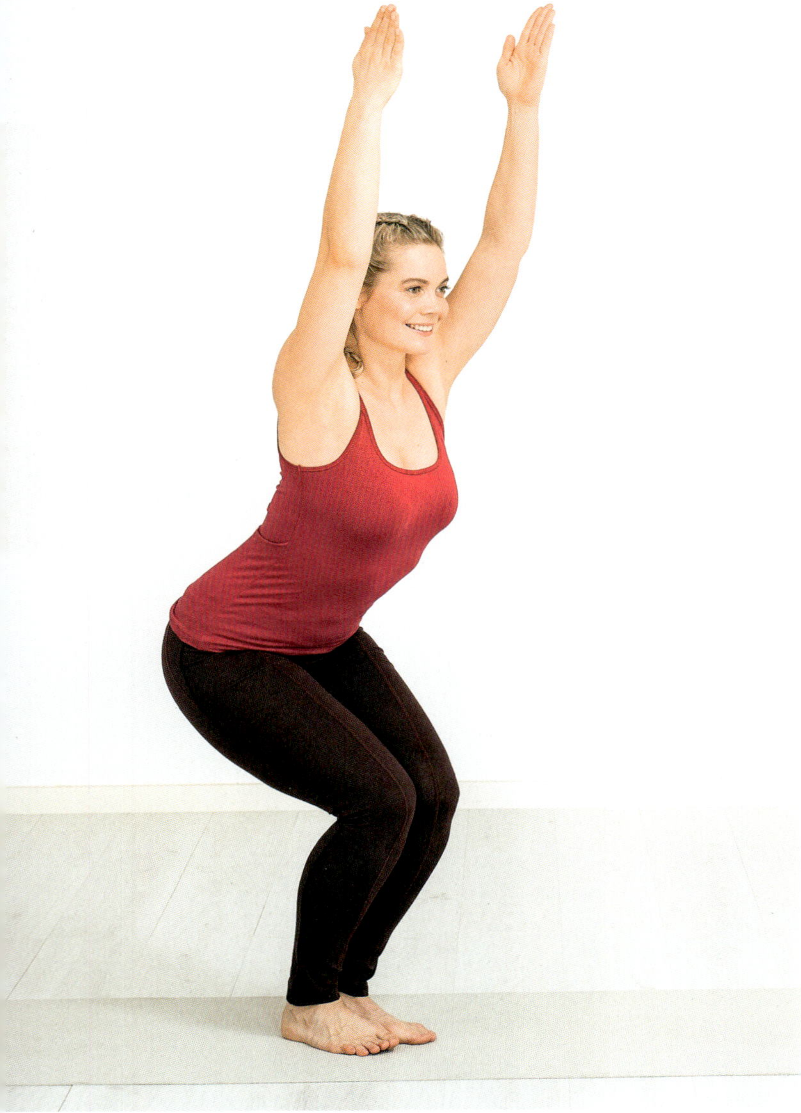

Stuhl

Utkatasana

Anleitung

- Nehmen Sie die Bergposition (Seite 32) ein, die Füße sind geschlossen.
- Strecken Sie die Arme bei der Einatmung parallel nach oben, die Schultern bleiben tief.
- Mit der Ausatmung beugen Sie die Knie und bringen gleichzeitig das Gesäß nach hinten (als wollten Sie sich auf einen Stuhl setzen).
- Die Knie sollten nicht über die Fußspitzen hinausragen, die Fersen bleiben fest im Boden verankert.
- Um das Gleichgewicht leichter halten zu können, lehnen Sie sich mit geradem Oberkörper etwas nach vorne.
- Achten Sie auf einen geraden Rücken. Aktivieren Sie dazu die Bauchmuskulatur, um nicht in ein Hohlkreuz zu fallen.
- Je tiefer Sie in die Hocke gehen, desto anstrengender wird es, die Stuhlposition zu halten.
- Verbleiben Sie für 6–8 Atemzüge in dieser Stellung. Kommen Sie dann in die Bergposition zurück.
- Wiederholen Sie die Übung noch 1–2-mal.

Wirkung

- Kräftigt die Bauchorgane
- Massiert sanft das Herz
- Festigt die Beinmuskulatur
- Stärkt Fußknöchel und Knie

Zu beachten

- Bei Verletzungen der Schultern oder Kniegelenke sollten Sie diese Übung mit besonderer Vorsicht ausführen oder auslassen.

Girlande

Malasana

Anleitung

- Kommen Sie in einen aufrechten Stand.
- Stellen Sie die Füße etwa in der Breite der Matte auf, Ihre Zehen zeigen leicht nach außen.
- Bringen Sie Ihre Hände in eine Gebetshaltung vor dem Herzen und geben Sie sanften Druck in die Handflächen.
- Ausatmend kommen Sie in eine tiefe Hocke, dabei bleiben Ihre Füße fest im Boden verankert.
- Ihre Knie halten Sie mit den Ellenbogen auseinander, die Wirbelsäule ist lang. Ihr Oberkörper kann leicht nach vorn gebeugt sein. Ihre Schultern und Ihr Nacken bleiben entspannt.
- Falls es Ihnen schwerfällt, die Fersen auf dem Boden zu halten, legen Sie ein zusammengerolltes Handtuch darunter. Dadurch werden auch die Knie entlastet.
- Atmen Sie 6–8-mal tief ein und aus und kommen Sie schließlich in den Stand zurück.
- Wiederholen Sie die Übung 1-mal.

Wirkung

- Belebt die Bauchorgane
- Macht den unteren Rücken weich
- Erhöht die Mobilität des Beckens
- Beruhigt und erdet

Zu beachten

- Bei schweren Knieverletzungen sollten Sie auf diese Übung verzichten.

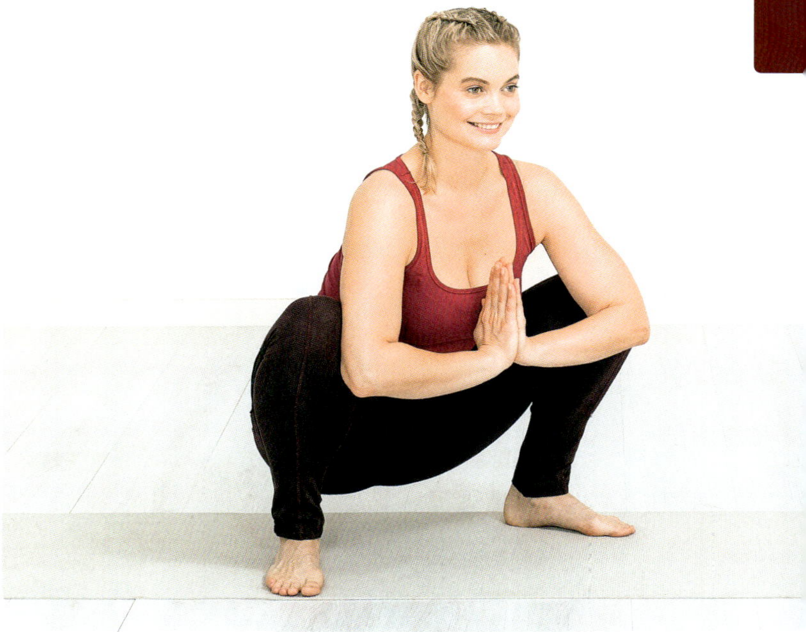

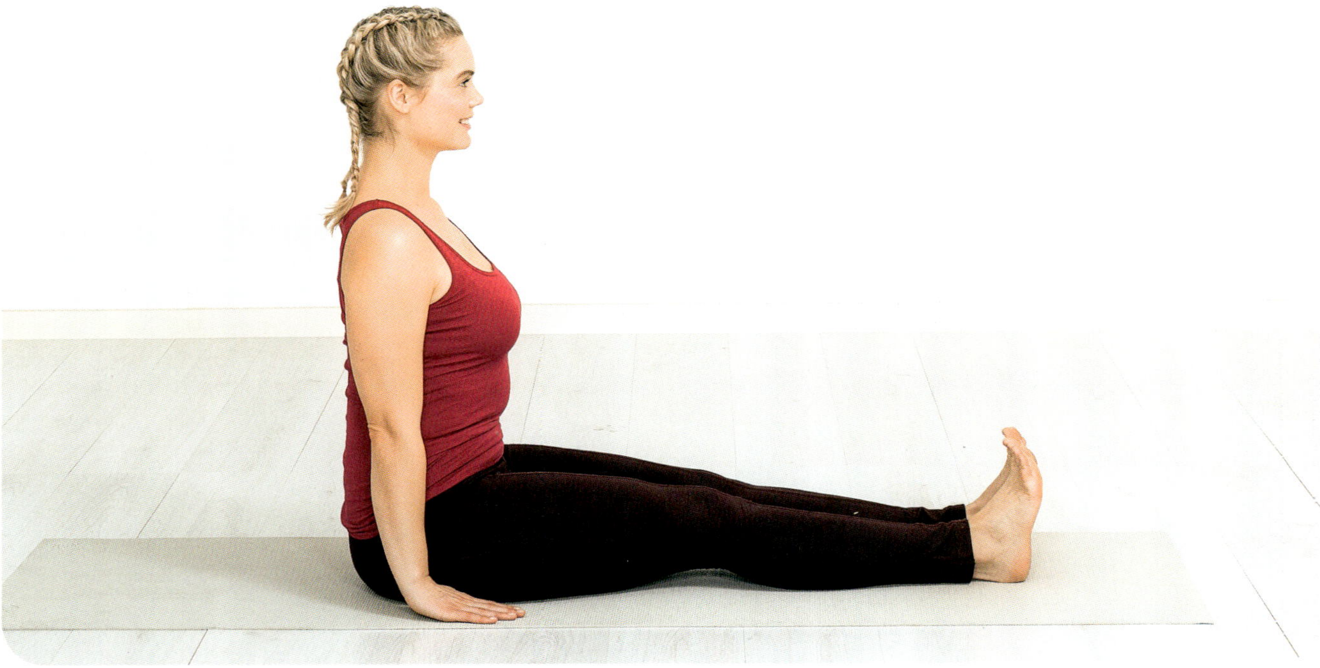

Stocksitz

Dandasana

Anleitung

- Nehmen Sie eine aufrecht sitzende Position ein und strecken Sie die Beine lang vor dem Körper aus (ein Kissen oder ein gefaltetes Handtuch unter dem Gesäß können die aufrechte Sitzhaltung erleichtern).
- Ihre Zehen ziehen dabei zum Körper hin, die Fersen vom Körper weg. Die Beinmuskulatur ist leicht angespannt.
- Setzen Sie Ihre Handflächen neben den Hüften auf dem Boden ab.
- Mit der Einatmung geben Sie sanften Druck in die Hände und verlängern die Wirbelsäule über die Krone des Kopfes hinaus.
- Lassen Sie Ihre Schultern entspannt und tief.
- Verbleiben Sie für 15–20 regelmäßige Atemzüge im Stocksitz.

Wirkung

- Neutralisiert die Wirbelsäule
- Aktiviert den Verdauungsapparat
- Hilft, den Geist zu fokussieren

Zu beachten

- Bei Verletzungen der Schultern oder Handgelenke sollten Sie diese Übung mit besonderer Vorsicht ausführen oder auslassen.

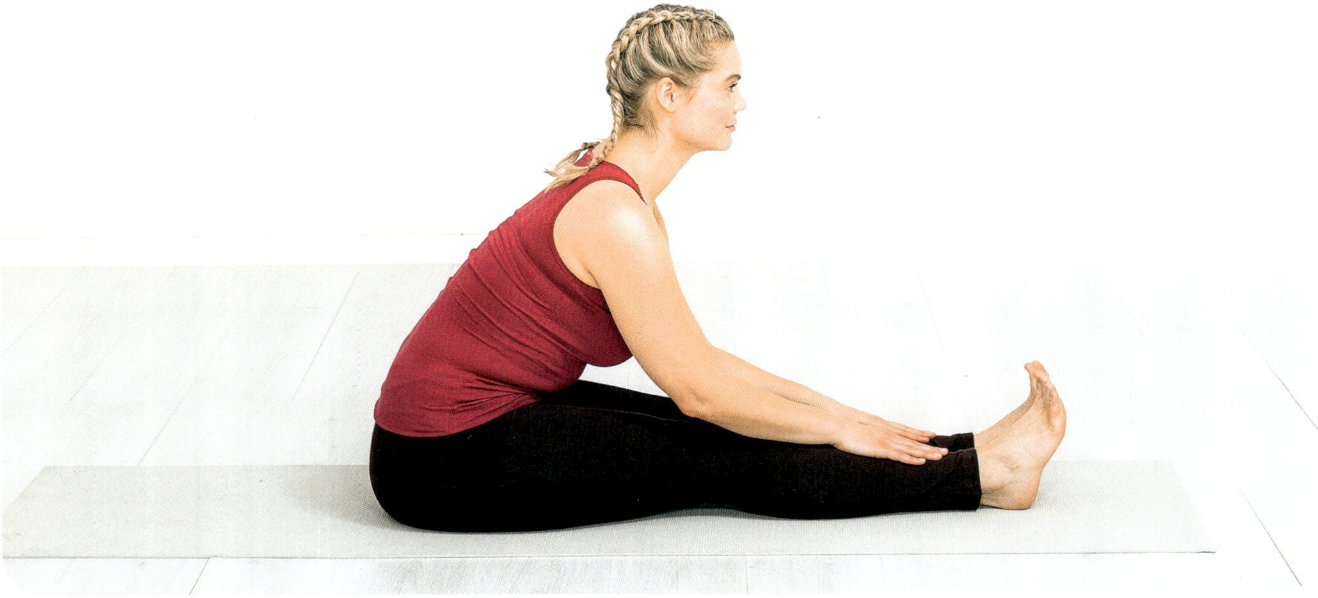

Sitzende Vorbeuge

Pascimottanasana

Anleitung

- Setzen Sie sich aufrecht auf die Matte und strecken Sie die Beine lang vor dem Körper aus.
- Ziehen Sie die Zehen zu sich heran, während die Fersen nach vorne geschoben werden (»Flexen« der Füße).
- Mit der Ausatmung spannen Sie Bauch und Beckenboden an und lassen sich aus der Hüfte heraus mit geradem Rücken nach vorne sinken.
- Dabei ist es besonders wichtig, dass die Wirbelsäule lang und die Beine durchgestreckt bleiben.
- Legen Sie Ihre Hände auf den Schienbeinen ab; Fortgeschrittene können auch Sprunggelenke oder Füße umgreifen.
- Atmen Sie regelmäßig und spüren Sie die angenehme Dehnung der Wirbelsäule und der Beinunterseiten.
- Behalten Sie die Position für 10–15 Atemzüge bei.
- Einatmend kommen Sie in einen aufrechten Sitz zurück.
- Wiederholen Sie die Übung nach einigen Atemzügen 1-mal.

Wirkung

- Stimuliert die Verdauung und kräftigt die Bauchorgane
- Dehnt Wirbelsäule und Beinrückseiten
- Gibt Ruhe, lindert Stress

Zu beachten

- Bei Bandscheibenvorfällen (vor allem im Lendenwirbelbereich) sollten Sie auf diese Übung verzichten.

Windlösende Stellung

Ardha Pawanmuktasana

Anleitung

- Kommen Sie in Rückenlage und strecken Sie Ihre Beine aus.
- Beugen Sie das rechte Knie, atmen Sie tief ein und umschließen Sie es dabei mit beiden Händen.
- Mit einer langen Ausatmung ziehen Sie das Knie sanft an den Brustkorb heran.
- Bewegen Sie mit der nächsten Einatmung die Stirn zu Ihrem Knie. Dabei hebt sich der Oberkörper leicht vom Boden ab und Sie spüren die Aktivierung der Bauchmuskulatur.
- Das linke Bein bleibt dabei ausgestreckt auf dem Boden liegen.
- Halten Sie diese Position für 4–6 Atemzüge. (1)
- Mit der Einatmung senken Sie das rechte Bein und den Kopf zurück zum Boden.
- Entspannen Sie für einige Atemzüge und wechseln Sie die Seite.
- Im dritten Schritt beugen Sie beide Knie gleichzeitig und führen die Übung wie oben beschrieben durch. (2)

Wirkung

- Reguliert die Verdauung
- Lindert Blähungen und Verstopfung
- Stärkt die Bauchmuskulatur
- Löst Anspannung und Stress

Zu beachten

- Falls Sie an Leistenhernien leiden, sollten Sie auf diese Übung verzichten.

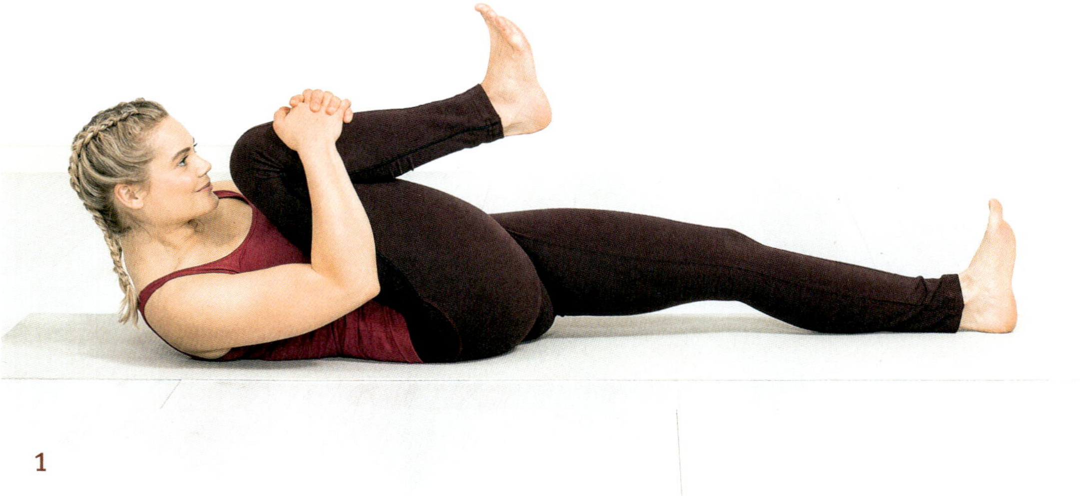

1

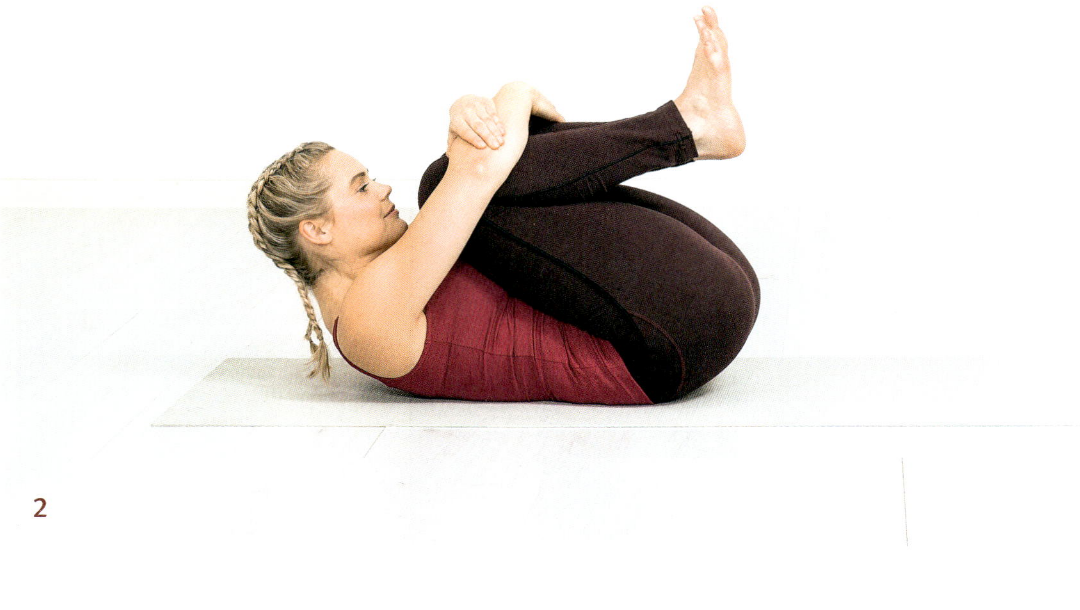

2

Asanas am Boden

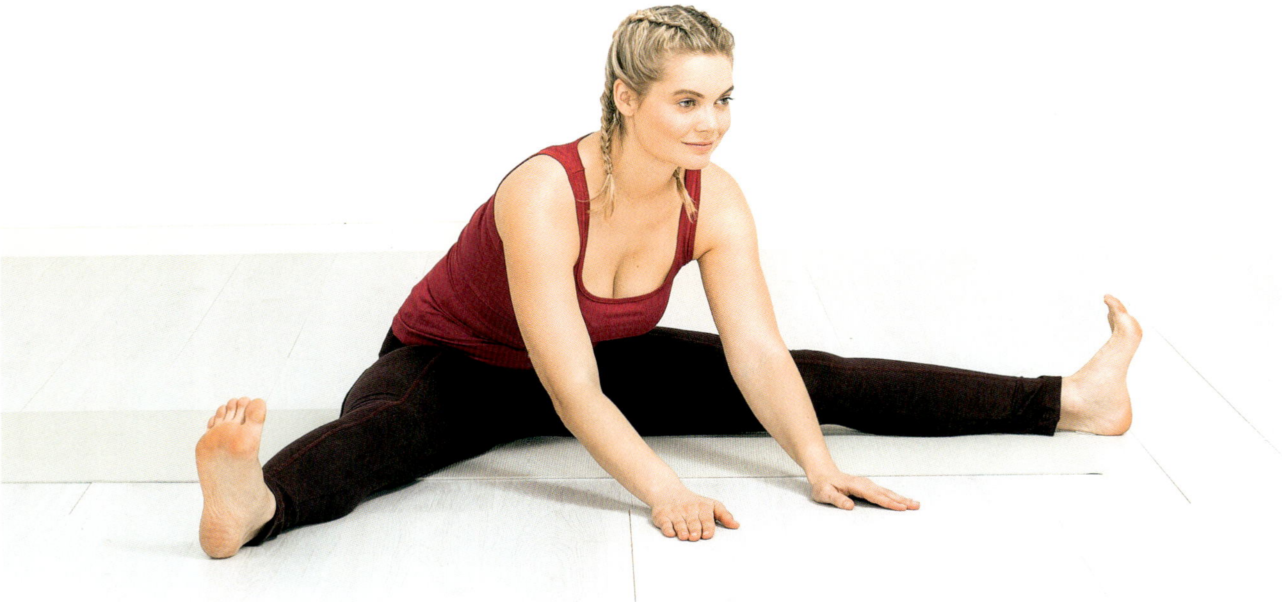

Offene Winkelhaltung

Upavistha Konasana

Anleitung

- Setzen Sie sich mit ausgestreckten Beinen auf eine quer gelegte Matte und öffnen Sie die Beine so weit, dass Sie eine angenehme Dehnung in den Leisten spüren.
- Die Füße werden nach oben gespreizt, die Beine bleiben gestreckt.
- Ausatmend beugen Sie sich mit geradem Rücken so weit nach vorne, wie es Ihr Körper zulässt.
- Dabei können Sie Handflächen oder Unterarme vor dem Körper ablegen.
- Bleiben Sie für 15–20 gleichmäßige Atemzüge in der offenen Winkelhaltung. Dann richten Sie sich einatmend auf.

Wirkung

- Regt die Durchblutung der Beckengegend an
- Dehnt die Kniesehnen
- Öffnet Leisten und Hüften
- Nimmt das Gefühl von Angst und Stress

Zu beachten

- Bei Bandscheibenvorfällen (vor allem im Lendenwirbelbereich) oder Verletzungen im Leistenbereich sollten Sie auf diese Übung verzichten.

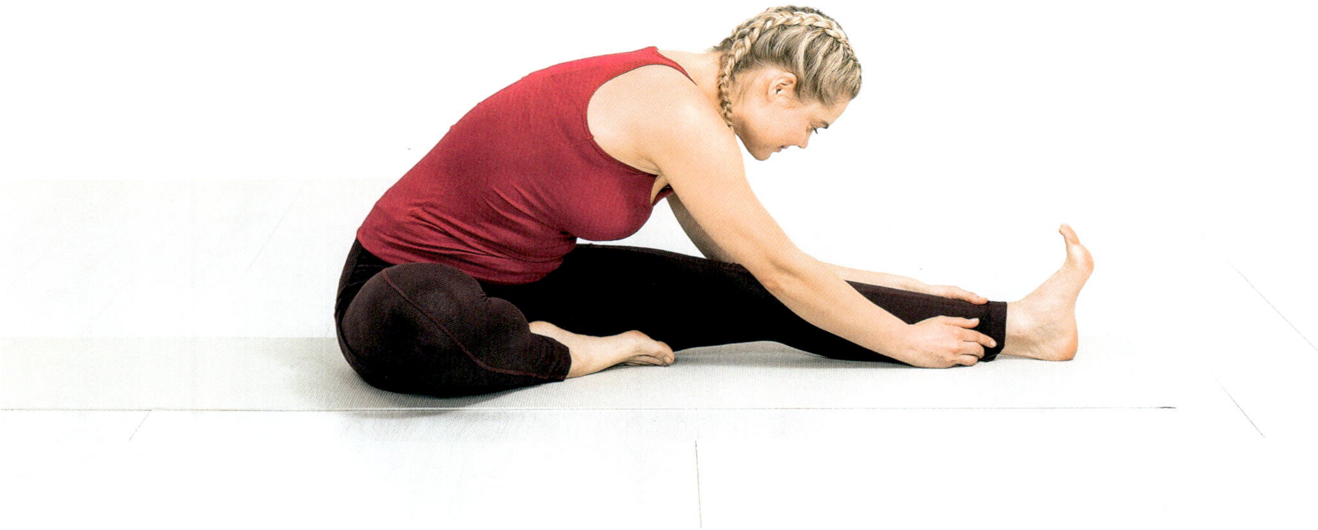

Kopf-Knie-Stellung

Janu Sirsasana

Anleitung

- Setzen Sie sich mit lang vor dem Körper ausgestreckten Beinen auf die Matte.
- Stellen Sie nun das rechte Bein auf. Ihr Fuß sollte möglichst nah am Gesäß sein.
- Lassen Sie dann das angewinkelte Bein zur Seite sinken.
- Die Ferse des ausgestreckten Beines schieben Sie von sich weg, die Zehen ziehen Sie zu sich heran.
- Mit der Ausatmung beugen Sie sich mit langem Rücken zum ausgestreckten Bein hinab und versuchen, den Fuß zu umfassen. Falls das nicht möglich ist, legen Sie die Hände einfach an der Stelle des Beines ab, die Sie erreichen können.
- Halten Sie die Dehnung für 10–15 Atemzüge.
- Anschließend kommen Sie einatmend in die Ausgangsposition zurück und wechseln die Seite.

Wirkung

- Harmonisiert die Verdauung
- Verleiht der Hüfte Flexibilität
- Wirkt aktivierend

Zu beachten

- Bei Schmerzen im unteren Rücken oder Knieverletzungen sollten Sie auf diese Übung verzichten.

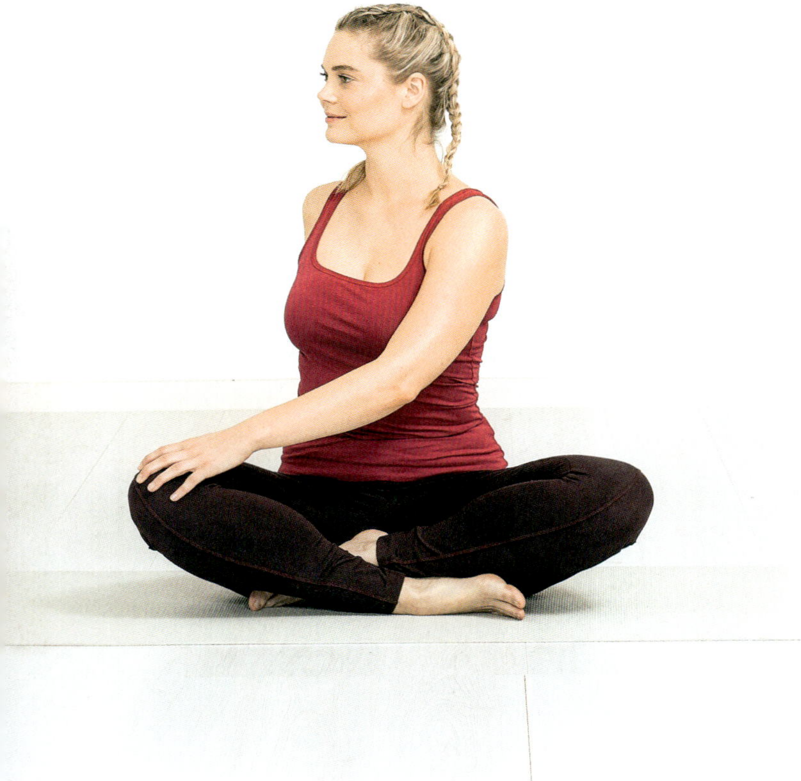

Einfache Sitzhaltung mit Drehung

Parivrtta Sukhasana

Anleitung

- Kommen Sie in einen Schneidersitz. Dabei überkreuzt der rechte Unterschenkel den linken und die Knie sinken seitlich in Richtung Boden.
- Einatmend verlängern Sie Ihre Wirbelsäule vom unteren Rücken über die Krone des Kopfes hinaus.
- Mit der Ausatmung drehen Sie den Oberkörper sanft nach rechts.
- Dabei legen Sie die linke Hand locker auf Ihrem rechten Knie ab, die rechte Hand platzieren Sie hinter dem Körper nahe der Wirbelsäule.
- Mit der Einatmung geben Sie der Wirbelsäule neue Länge, mit der Ausatmung drehen Sie sie leicht nach.
- Ihr Blick gleitet über die rechte Schulter. Atmen Sie 6–8-mal tief ein und aus.
- Drehen Sie sich mit der Ausatmung zurück in die Mitte, kreuzen Sie den linken Unterschenkel über den rechten und wiederholen Sie die Übung auf der linken Seite.

Wirkung

- Massiert die Bauchorgane und fördert die Verdauung
- Löst Verspannungen im unteren Rücken und Schulterbereich

Zu beachten

- Bei Hüft- oder Rückenverletzungen sollten Sie auf diese Übung verzichten.

Drehsitz

Ardha Matsyendrasana

Anleitung

- Setzen Sie sich mit ausgestreckten Beinen auf die Matte.
- Beugen Sie die Knie und stellen Sie die Füße an.
- Ziehen Sie den rechten Fuß unter dem linken Bein hindurch und legen Sie ihn an der Außenseite der linken Hüfte ab. Das rechte Knie lassen Sie nach außen sinken.
- Setzen Sie den linken Fuß außen neben das rechte Bein. Das linke Knie zeigt zur Decke.
- Einatmend heben Sie das Brustbein sanft an und machen den Rücken lang.
- Ausatmend drehen Sie den Rumpf nach links zum aufgestellten Bein. Dabei platzieren Sie die linke Hand hinter dem Körper nahe der Wirbelsäule. Mit dem rechten Arm umgreifen Sie das aufgestellte Bein.
- Entspannen Sie die Schultern und verweilen Sie so für 6–8 Atemzüge.
- Richten Sie sich dabei einatmend immer wieder auf und schaffen Sie Länge in der Wirbelsäule.
- Einatmend kommen Sie wieder zur Mitte und wechseln die Seite.

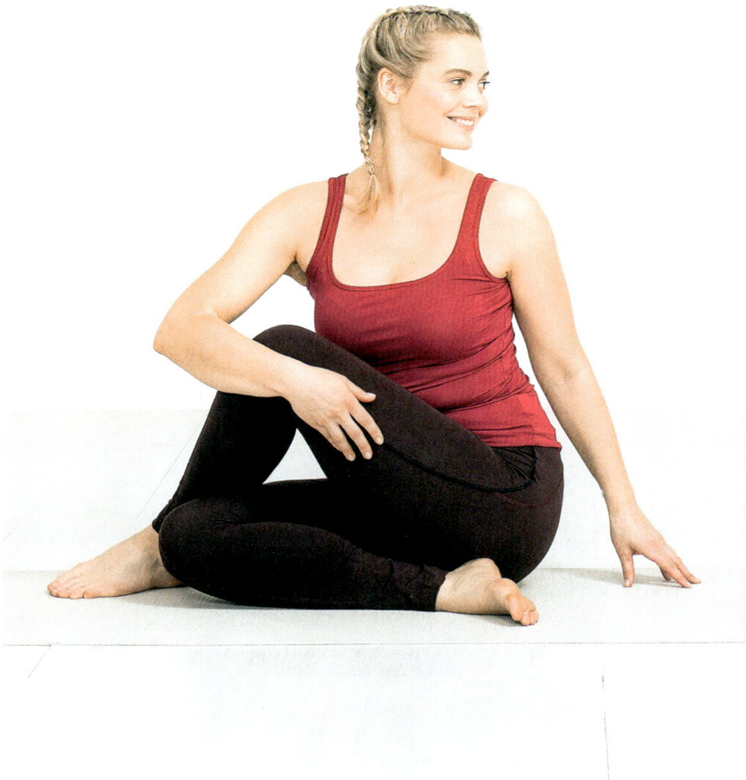

Wirkung

- Regt die Durchblutung der Bauchorgane an
- Fördert die Verdauung
- Befreit innere Organe von Stauungen
- Löst Verspannungen der Brustwirbelsäule

Zu beachten

- Bei Knie-, Rücken- oder Schulterverletzungen sollten Sie auf diese Übung verzichten.

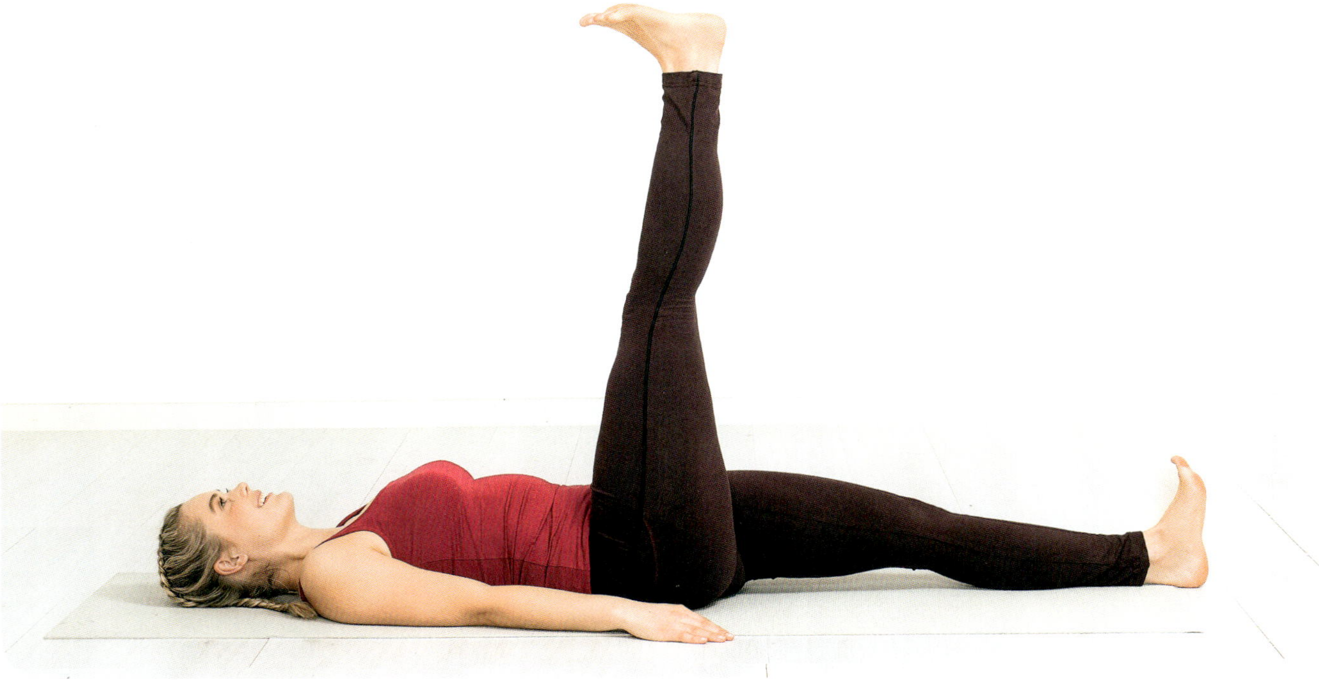

Halber Pflug

Ardha Halasana

Anleitung

- Kommen Sie in die Rückenlage und strecken Sie die Beine aus.
- Die Arme legen Sie neben dem Körper auf der Matte ab, die Handflächen zeigen nach unten.
- Aktivieren Sie ausatmend die Bauchmuskulatur.
- Einatmend heben Sie langsam das gestreckte rechte Bein, bis es senkrecht zur Decke zeigt. Das linke Bein bleibt dabei flach auf dem Boden.
- Ausatmend lassen Sie das rechte Bein langsam wieder zum Boden sinken.
- Atmen Sie 2-mal tief ein und aus, dann wiederholen Sie die Übung mit dem anderen Bein und schließlich mit beiden Beinen gleichzeitig.
- Wiederholen Sie den gesamten Ablauf noch 2-mal.

Wirkung

- Fördert die Verdauung und stimuliert die Bauchorgane
- Stärkt die Bauch-, Oberschenkel- und Hüftmuskulatur
- Regt die Durchblutung an

Zu beachten

- Bei akuten Schmerzen im unteren Rücken, nach Eingriffen im Bauchbereich oder bei hohem Blutdruck sollten Sie auf diese Übung verzichten.

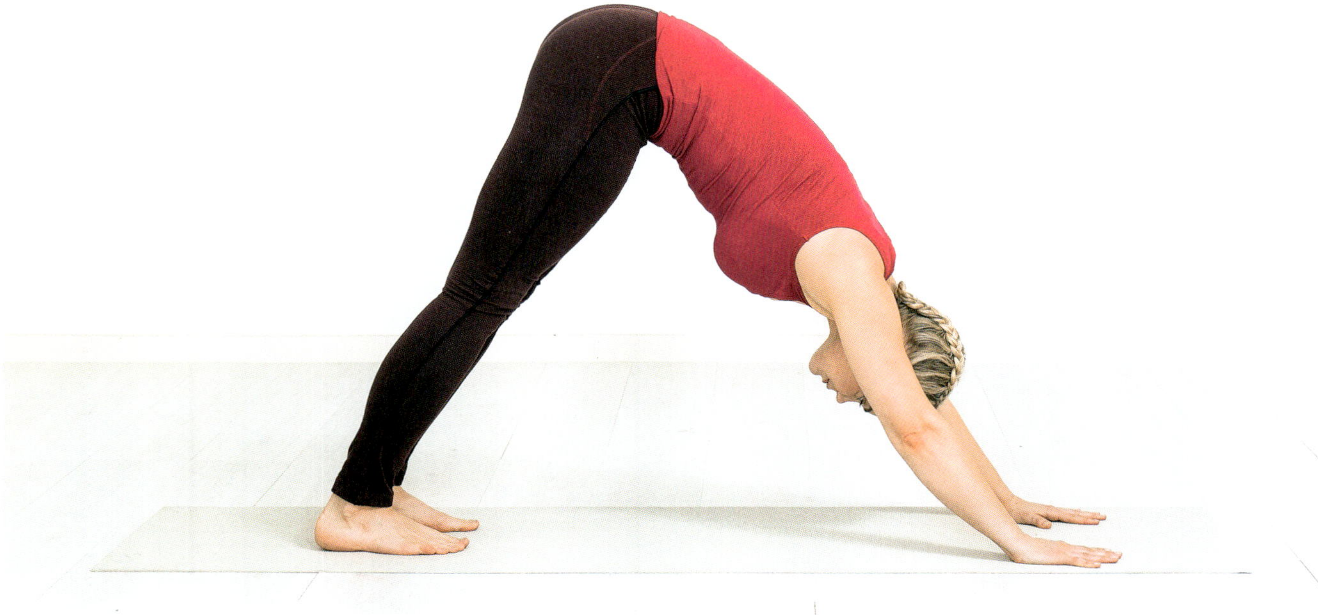

Herabschauender Hund

Adho Mukha Svanasana

Anleitung

- Beugen Sie sich ausatmend aus der Bergposition (Seite 32) nach unten.
- Setzen Sie die Hände schulterweit vor dem Körper auf dem Boden ab, Ihre Knie können gebeugt sein.
- Treten Sie nun einen großen Schritt zurück und stellen Sie Ihre Füße hüftbreit auf.
- Arme und Beine sind nun gestreckt (leicht gebeugte Ellenbogen aktivieren gleichzeitig die Armmuskulatur).
- Das Gesäß zieht in Richtung Decke, so bringen Sie Länge in Ihre Wirbelsäule.
- Die Fersen drücken in Richtung Boden, die Füße sind parallel zueinander.
- Ihr Kopf ruht zwischen den Oberarmen.
- Verweilen Sie etwa 10–15 Atemzüge in dieser Stellung. Lassen Sie bei jeder Ausatmung bewusst die Sitzbeine nach oben streben.
- Ausatmend senken Sie anschließend die Knie zum Boden ab und nehmen die Stellung des Kindes (Seite 76) ein. Nach kurzer Entspannung können Sie die Übung wiederholen.

Wirkung

- Hellt die Stimmung auf und wirkt aktivierend
- Verbessert die Blutzirkulation und beruhigt das Herz
- Dehnt und kräftigt alle großen Muskelgruppen

Zu beachten

- Bei Verletzungen oder Beschwerden der Handgelenke sollten Sie auf diese Übung verzichten.

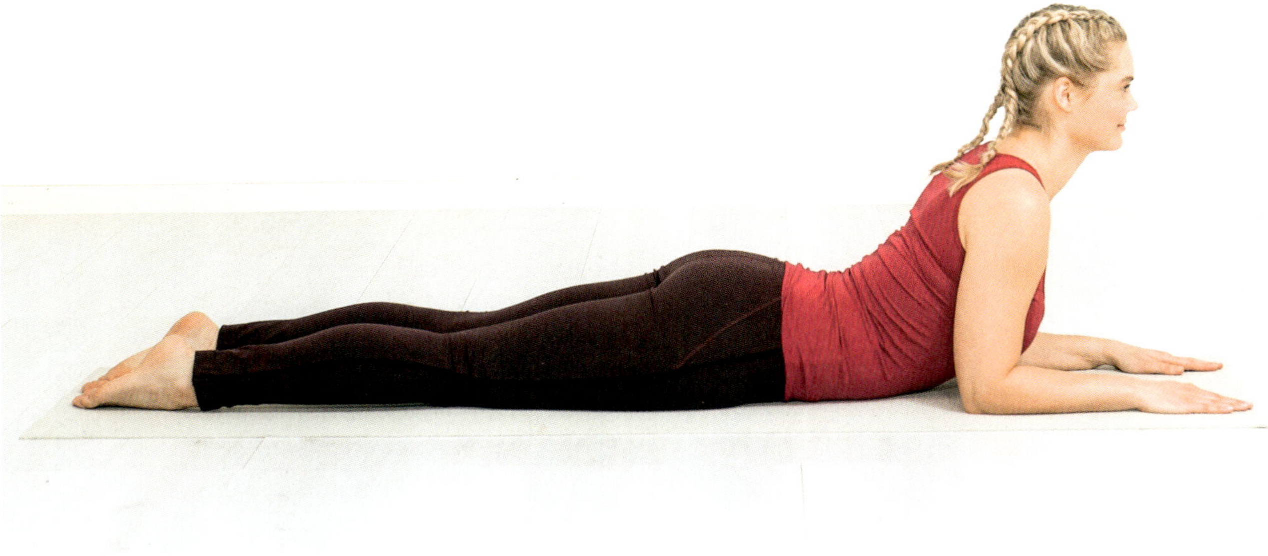

Sphinx

Bhujangasana

Anleitung

- Kommen Sie in die Bauchlage. Beine und Füße sind nach hinten ausgestreckt, die großen Zehen berühren sich.
- Bringen Sie die Ellenbogen unter die Schultern und legen Sie die Unterarme flach auf dem Boden ab. Die Handflächen zeigen nach unten, die Fingerspitzen weisen nach vorne.
- Einatmend heben Sie Kopf und Oberkörper sanft an, sodass die Brust den Boden verlässt.
- Ziehen Sie die Schulterblätter zueinander, um den Brustkorb zu öffnen.
- Halten Sie diese Position für 10–15 Atemzüge und legen Sie anschließend Ihren Oberkörper ausatmend wieder auf dem Boden ab.
- Wiederholen Sie die Übung 1-mal.

Wirkung

- Verbessert die Durchblutung der Bauchorgane und stimuliert die Verdauung
- Baut Stress ab
- Dehnt Bauch, Brust und Schultern
- Kräftigt den Rücken und das Gesäß

Zu beachten

- Bei Rücken- oder Handgelenksbeschwerden sollten Sie auf diese Übung verzichten.

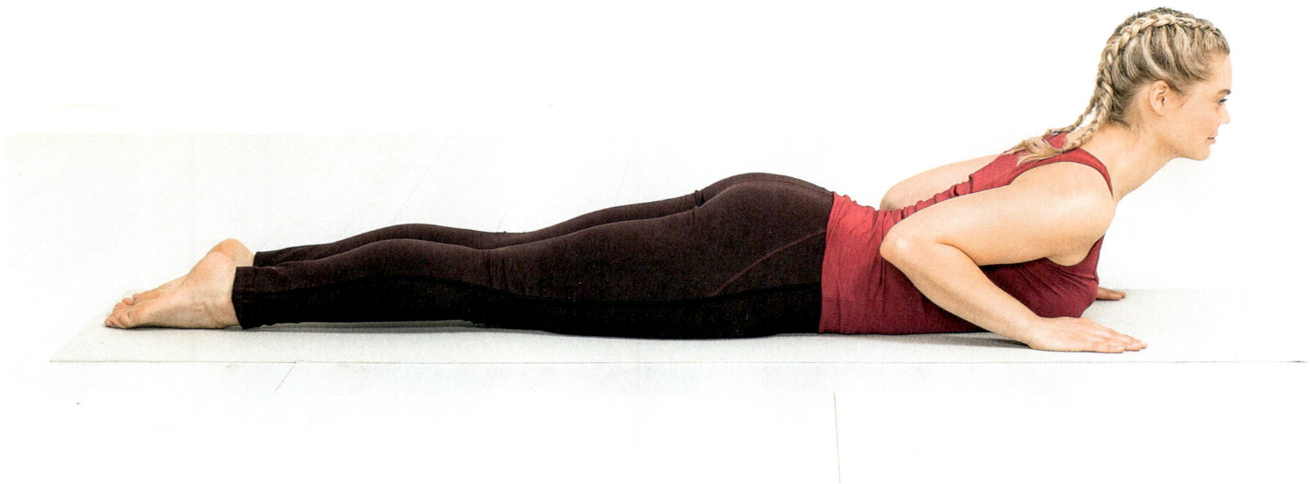

Kleine Kobra

Anleitung

- Legen Sie die Hände unterhalb der Schultern auf dem Boden ab, die Fingerspitzen zeigen nach vorne.
- Achten Sie darauf, dass die Ellenbogen möglichst nah am Körper bleiben und nicht zu den Seiten abkippen. Die Schulterblätter ziehen dabei zueinander.
- Einatmend heben Sie den Oberkörper langsam Wirbel für Wirbel an, das Becken bleibt am Boden.
- Ihre Schultern bleiben unten, die Brust ist geöffnet und der Kopf ist in Verlängerung der Wirbelsäule aufgerichtet.
- Heben Sie Ihren Oberkörper nur so weit an, wie es für Sie angenehm ist. Halten Sie die Position für 10–15 Atemzüge.

Wirkung

- Stimuliert die Funktion der Bauchorgane
- Wirkt beruhigend auf den Geist
- Dehnt Bauch, Brust und Schultern
- Kräftigt Arme, Rücken und Gesäß

Zu beachten

- Bei Rücken- oder Handgelenksbeschwerden sollten Sie auf diese Übung verzichten.

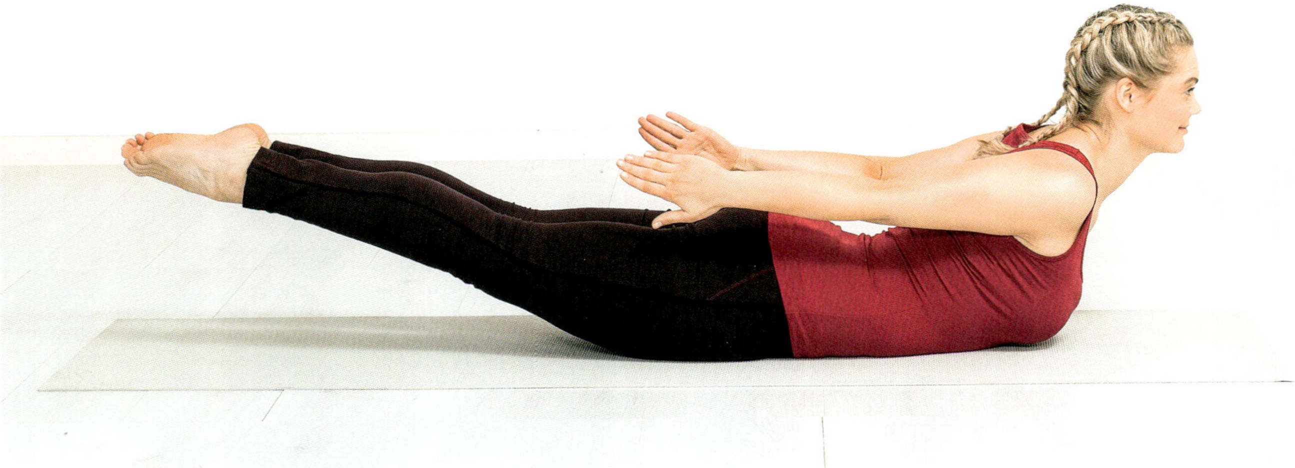

Heuschrecke

Salabhasana

Anleitung

- Legen Sie sich mit geschlossenen Beinen in ganzer Länge auf den Bauch.
- Strecken Sie die Arme parallel zum Körper nach hinten und drehen Sie die Handflächen zueinander.
- Mit der Einatmung heben Sie gleichzeitig Kopf, Brust und Beine an und aktivieren dabei Gesäß-, Oberschenkel- und Rumpfmuskulatur.
- Der Bauch bleibt fest im Boden verankert und trägt das Körpergewicht.
- Halten Sie die Körperspannung aufrecht und lassen Sie Ihre Arme und Beine gestreckt.
- Der Nacken verläuft in der Verlängerung der Wirbelsäule, Sie blicken nach vorne.
- Achten Sie darauf, dass Sie nicht in ein Hohlkreuz fallen. Ziehen Sie stattdessen die Wirbelsäule über die Krone des Kopfes in die Länge.
- Halten Sie diese Stellung, solange es mit gleichmäßiger Atmung möglich ist, zu Beginn reichen wenige Atemzüge
- Ausatmend senken Sie Brust, Arme und Beine ab, entspannen für 30 Sekunden und wiederholen die Übung noch 2-mal.

Wirkung

- Aktiviert die Bauchorgane und fördert die Verdauung
- Stärkt die Muskulatur der gesamten Körperrückseite, insbesondere die der Lendenwirbelsäule

Zu beachten

- Bei starken Rückenbeschwerden sollten Sie auf diese Übung verzichten.

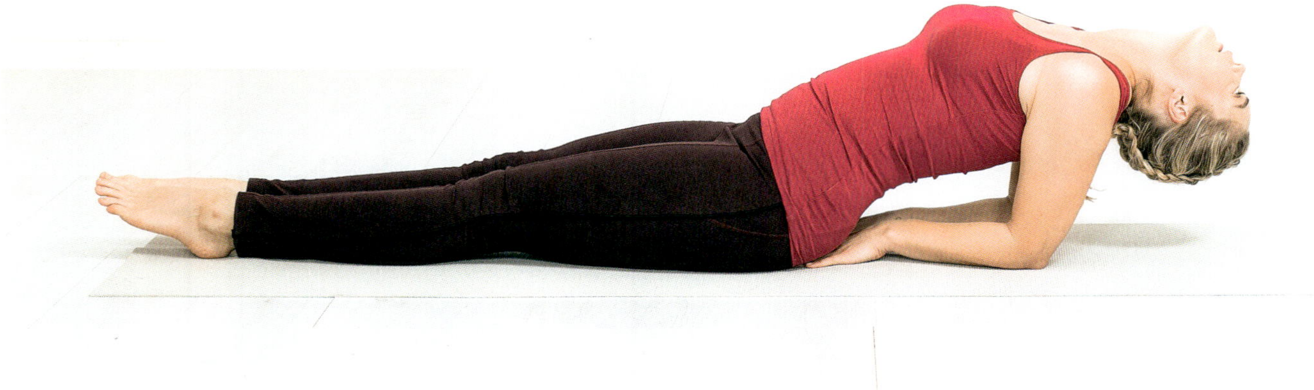

Modifizierter Fisch

Matsyasana

Anleitung

- Setzen Sie sich mit lang vor dem Körper ausgestreckten Beinen auf die Matte.
- Legen Sie den Kopf sanft in den Nacken und lehnen Sie sich bei der Ausatmung langsam nach hinten.
- Stützen Sie sich auf den Unterarmen ab, die parallel zum Körper liegen. Die Handflächen ruhen auf dem Boden.
- Lehnen Sie sich nur so weit zurück, wie es Ihr Körper erlaubt.
- Öffnen Sie den Brustkorb, indem Sie Ihre Schulterblätter zueinanderziehen.
- Spüren Sie die Streckung Ihrer Wirbelsäule und behalten Sie die Position für 6–8 Atemzüge bei.
- Ausatmend aktivieren Sie die Bauchmuskulatur und setzen sich dann mit der Einatmung langsam auf.
- Nach einigen tiefen Atemzügen wiederholen Sie die Übung.

Wirkung

- Regt die Verdauung an
- Aktiviert den Geist
- Dehnt den Rücken

Zu beachten

- Bei hohem oder niedrigem Blutdruck, Migräne, Rücken- oder Nackenverletzungen sollten Sie auf diese Übung verzichten.

Halbmond

Anjaneyasana

Anleitung

- Aus dem Vierfüßlerstand oder dem herabschauenden Hund (Seite 55) führen Sie das linke Bein nach vorne und stellen den Fuß zwischen den Händen ab, sodass das Knie in einer Linie mit dem Fußgelenk verläuft.
- Einatmend richten Sie den Oberkörper auf und legen zunächst die Hände auf dem linken Knie ab.
- Das Schienbein des hinteren Beines liegt flach am Boden.
- Sinken Sie tief in die Hüfte und spüren Sie die Dehnung des hinteren Oberschenkels. Sie können die Dehnung verstärken, indem Sie das hintere Bein weiter zurückgleiten lassen.
- Mit der Einatmung führen Sie die Handflächen mit gestreckten Armen über dem Kopf zusammen und ziehen Ihre Wirbelsäule in die Länge. Hierbei können Sie sich sanft nach hinten beugen. Die Schultern bleiben gesenkt. (1)
- Halten Sie den Halbmond für 6–8 Atemzüge und lösen Sie sich anschließend mit der Ausatmung in die Ausgangsposition.
- Wiederholen Sie die Übung nach kurzer Entspannung mit dem anderen Bein.

Wirkung

- Mobilisiert die Schultern
- Dehnt Hüfte und Leisten
- Fördert den Gleichgewichtssinn und gibt ein Gefühl von Harmonie

Zu beachten

- Bei Verletzungen der Schultern sollten Sie die Arme nur vorsichtig oder gar nicht über den Kopf ausstrecken.
- Bei Knieverletzungen sollten Sie ganz auf diese Übung verzichten.

Variante: Sprinter unterscheidet sich nur in der Position der Arme und des Oberkörpers vom Halbmond. Die Hände liegen schulterbreit neben dem vorderen Fuß am Boden, die Arme sind gestreckt. Ihr Oberkörper ruht nach vorne gelehnt auf dem Oberschenkel. (2) Die Variante »Sprinter« wird vor allem beim Sonnengruß angewendet.

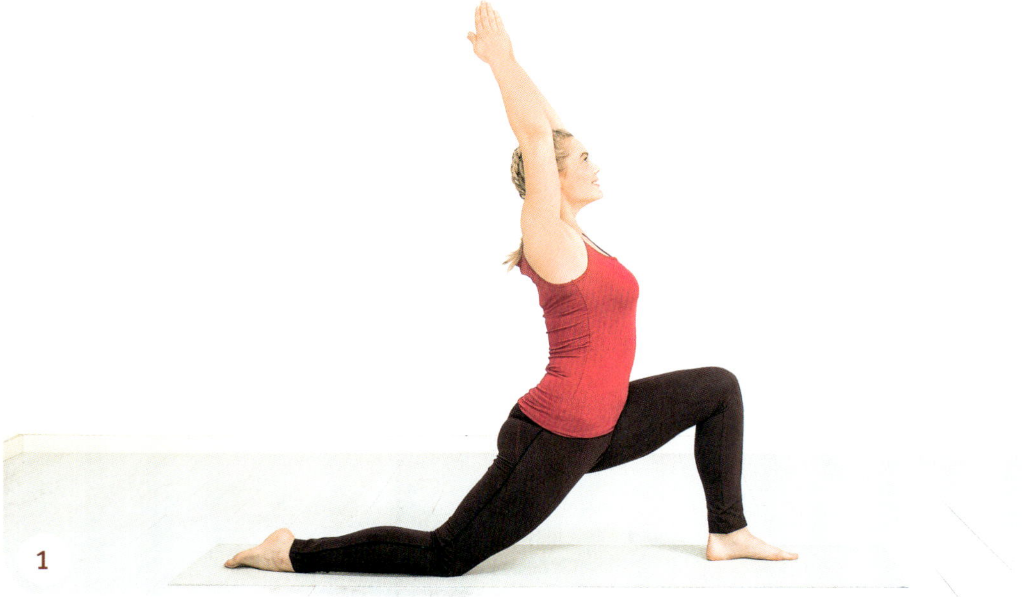

1

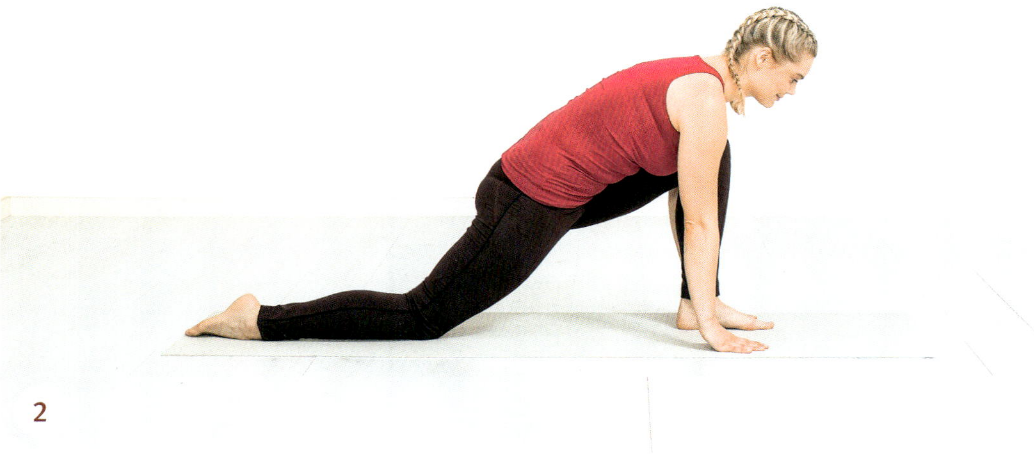

2

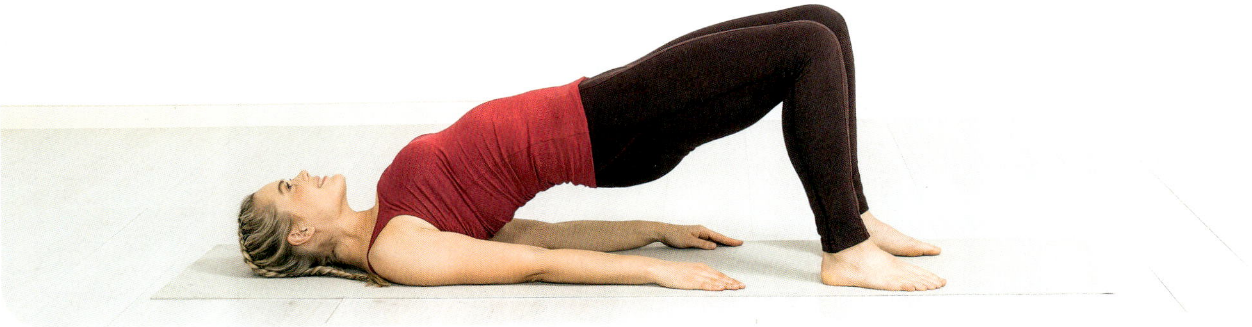

Schulterbrücke

Setu Bandha Sarvangasana

Anleitung

- Kommen Sie in die Rückenlage und winkeln Sie Ihre Beine parallel an.
- Die Füße stehen dabei hüftbreit, die Fersen sind etwa eine Handbreite vom Gesäß entfernt.
- Ihre Arme liegen flach neben Ihrem Körper, die Handflächen zeigen zum Boden.
- Schieben Sie einatmend die Füße fest in den Boden.
- Mit der Ausatmung heben Sie langsam das Becken an, bis die Oberschenkel in einer Linie mit dem Oberkörper verlaufen.
- Achten Sie darauf, dass Gesäß- und Oberschenkelmuskeln angespannt sind und dass Ihre Beine parallel bleiben.
- Es ist sehr wichtig, dass Sie in der Endposition den Kopf nicht zur Seite drehen.
- Halten Sie die Schulterbrücke für 4–6 Atemzüge. Anschließend lassen Sie ausatmend die Hüften auf den Boden sinken.
- Entspannen Sie etwa 30 Sekunden und wiederholen Sie die Übung noch 2-mal.

Wirkung

- Fördert die Verdauung und Blutzirkulation
- Gibt neue Energie und steigert das Wohlbefinden
- Öffnet Herz und Brustkorb
- Kräftigt die Beinmuskulatur

Zu beachten

- Bei Verletzungen an Nacken oder Knien sollten Sie auf diese Übung verzichten.

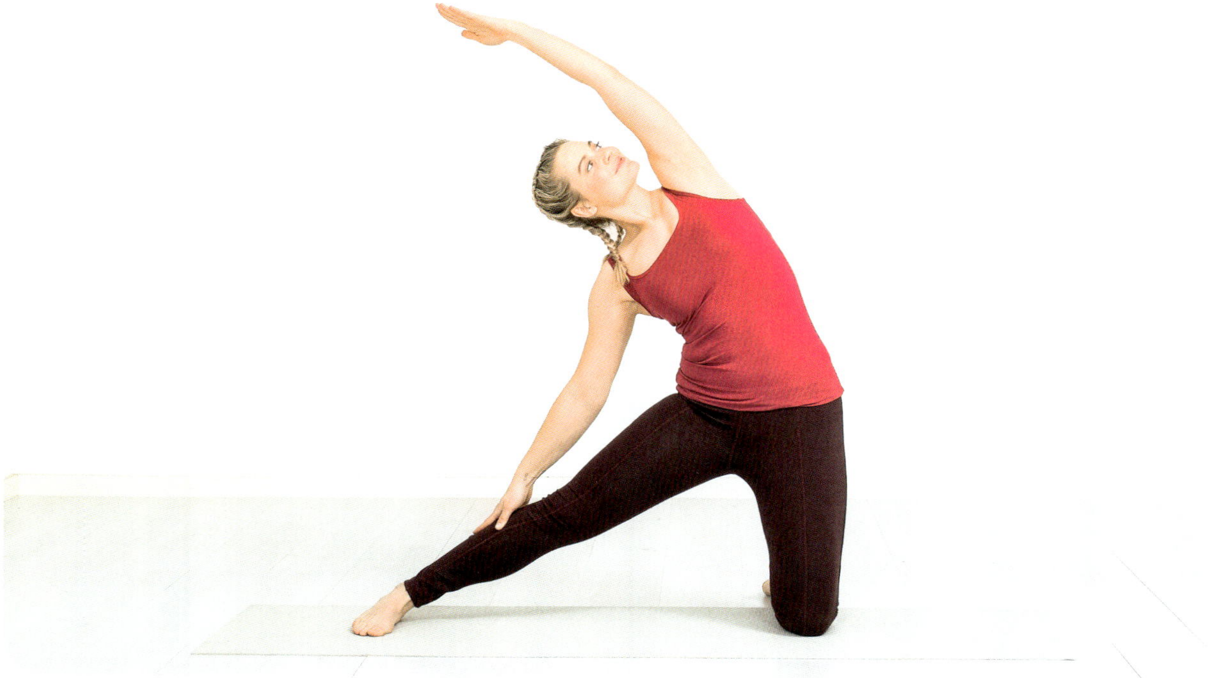

Tor

Parighasana

Anleitung

- Knien Sie sich aufrecht auf die Matte und strecken Sie das rechte Bein zur Seite aus.
- Dabei sind Hüfte, Knie und Fuß des rechten Beines in einer Linie, Ferse und Zehen liegen flach am Boden.
- Das linke Knie befindet sich unterhalb der Hüfte.
- Mit der Einatmung strecken Sie den linken Arm nach oben.
- Durch den aktiven Zug des Armes in die Höhe spüren Sie, wie Ihr Körper lang wird.
- Legen Sie nun die rechte Hand am rechten Bein ab und neigen Sie ausatmend den Oberkörper zur rechten Seite.
- Ihr Blick gleitet zum ausgestreckten Arm.
- Halten Sie das Tor für 6–8 ruhige Atemzüge und spüren Sie die angenehme Dehnung der linken Körperseite.
- Mit der Ausatmung kommen Sie in die Ausgangsposition zurück und wiederholen die Übung auf der anderen Seite.

Wirkung

- Stimuliert die Bauchorgane
- Dehnt seitlichen Oberkörper und Oberschenkel
- Löst Blockaden der Wirbelsäule

Zu beachten

- Bei Verletzungen der Schultern sollten Sie die Arme nur vorsichtig oder gar nicht über dem Kopf ausstrecken.
- Bei Knieverletzungen oder Bandscheibenvorfällen sollten Sie ganz auf diese Übung verzichten.

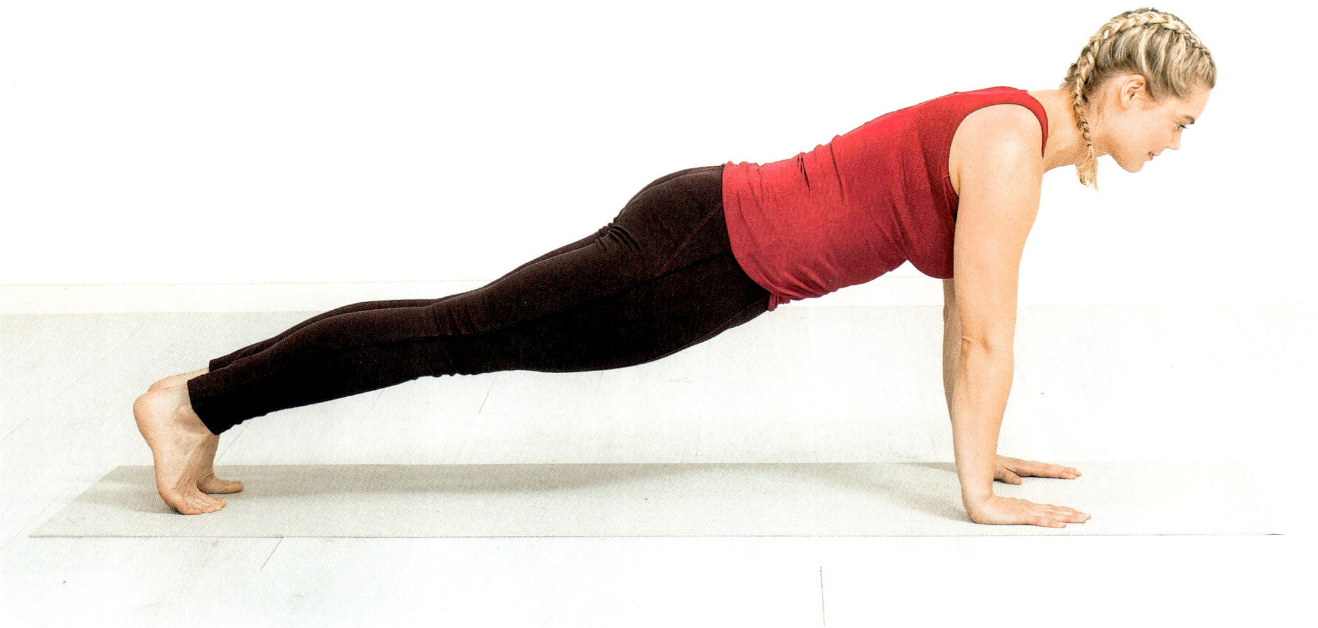

Hohe Planke

Chaturanga Dandasana: Variante 1

Anleitung

- Kommen Sie in den Vierfüßlerstand. Die Arme sind dabei durchgestreckt und bilden eine Linie mit den Schultern. Die Fingerspitzen zeigen nach vorne.
- Mit der Einatmung bauen Sie Körperspannung auf und setzen erst das eine, dann das andere Bein gestreckt nach hinten.
- Verankern Sie die Zehen fest im Boden, sie stehen etwa hüftbreit voneinander entfernt.
- Nacken, Oberkörper, Becken und Beine sollen möglichst eine Linie bilden.
- Spüren Sie die Aktivierung des ganzen Körpers: Die Muskulatur der Arme, der Beine und des Rumpfes ist angespannt.
- Halten Sie diese Position, solange Sie gleichmäßig atmen können. Als Ziel können Sie sich zunächst 30 Sekunden, später 1 Minute vornehmen.
- Zum Schluss lassen Sie ausatmend die Knie zum Boden sinken.

Wirkung

- Stabilisiert den Rumpf und verbessert die Haltung
- Stärkt Arme und Beine
- Verleiht Standhaftigkeit und schult die Konzentration

Zu beachten

- Bei Verletzungen der Handgelenke sollten Sie auf diese Übung verzichten.

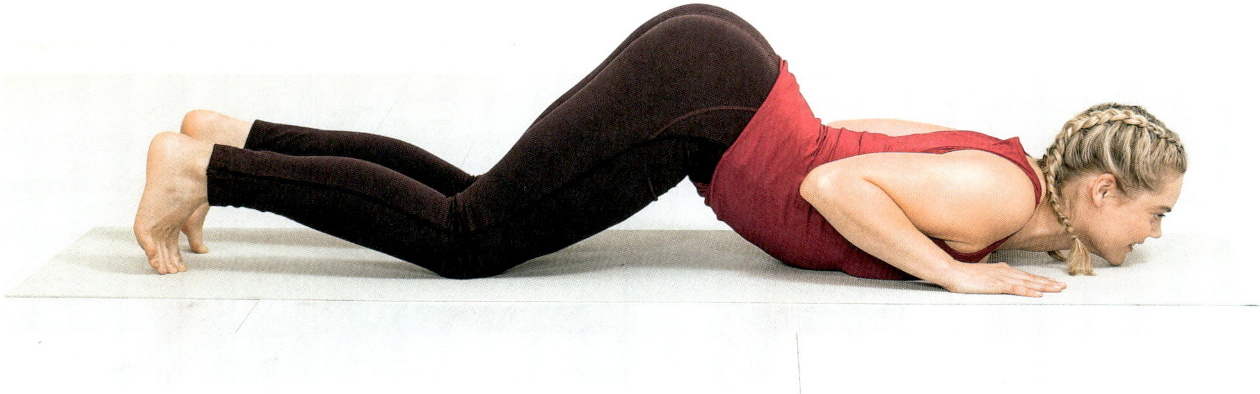

8-Punkt-Stellung

Chaturanga Dandasana: Variante 2

Anleitung

Die 8-Punkt-Stellung ist ein Bestandteil des Sonnengrußes.

- Als Ausgangsposition dient die hohe Planke (Seite 64).
- Mit einer langen Ausatmung beugen Sie die Arme und legen erst Knie, dann Brust und Kinn langsam auf der Matte ab.
- Das Gesäß zeigt dabei zur Decke und die Hüften sind mindestens eine Handbreite vom Boden entfernt.
- Halten Sie die Ellenbogen dicht am Körper und lassen Sie sie nach hinten streben. Die Schulterblätter ziehen zueinander.
- Mit der nächsten Einatmung legen Sie den Körper flach auf der Matte ab und fahren mit der Kobra (Seite 57) fort.

Wirkung

- Stärkt Arme und Schultern
- Sorgt für einen klaren Geist

Zu beachten

- Bei Verletzungen der Handgelenke sollten Sie auf diese Übung verzichten.

Variante: Falls Ihnen diese Übung schwerfällt, können Sie nach der hohen Planke den ganzen Körper flach auf der Matte ablegen. Die Position der Arme und Hände bleibt gleich. Somit erleichtern Sie sich den Ablauf beim Sonnengruß.

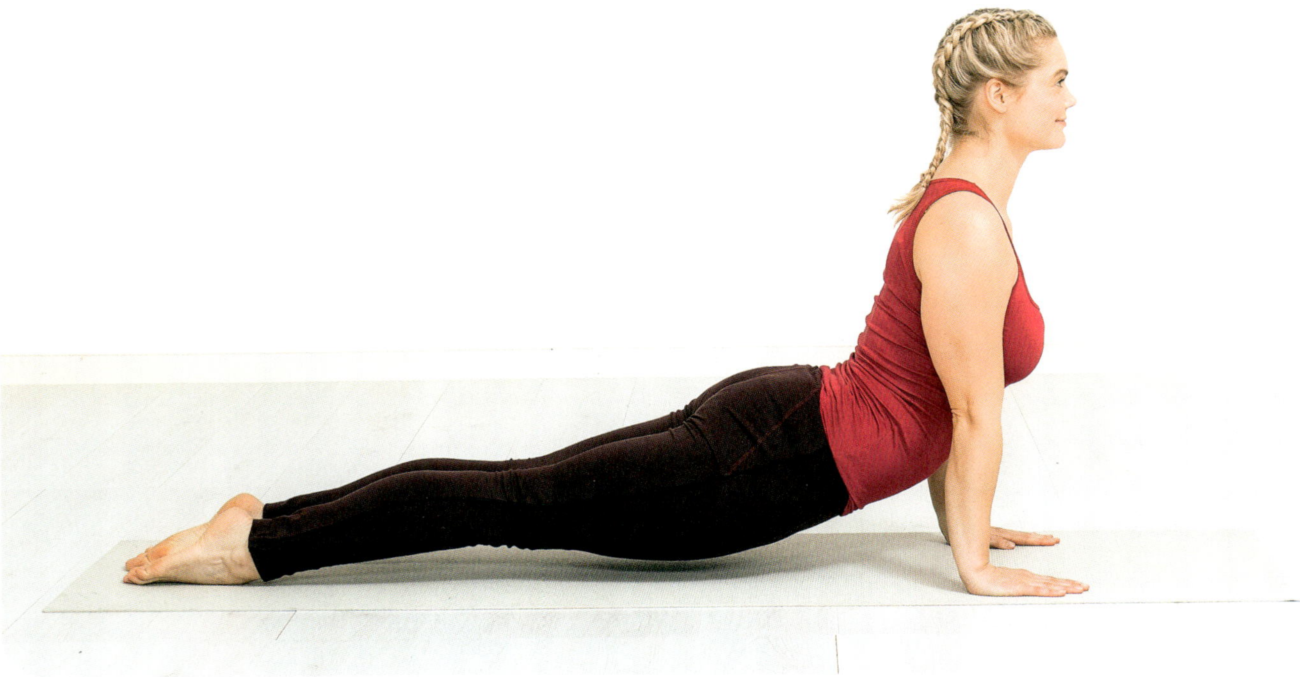

Heraufschauender Hund

Urdhva Mukha Shvanasana

Anleitung

Der heraufschauende Hund stellt eine intensive Variante der kleinen Kobra (Seite 57) dar und erfordert etwas mehr Übung.

- Aus der Position der kleinen Kobra heraus drücken Sie die Hände einatmend fest in den Boden und strecken die Arme vollständig durch.
- Dabei heben sich Becken, Oberschenkel und Schienbeine leicht vom Boden ab.
- Gleichzeitig sind Bauch- und Beinmuskulatur aktiviert.
- Ihr Körpergewicht wird nun lediglich von den Händen und Fußrücken getragen.

Da diese Übung sehr anstrengend ist, reicht es für den Anfang, den heraufschauenden Hund nur für 3–5 Atemzüge zu halten und nach kurzer Entspannung nochmals zu wiederholen. Mit der Zeit können Sie sich steigern.

Wirkung

- Verbessert die Durchblutung der Bauchorgane und stimuliert die Verdauung
- Baut Stress ab
- Dehnt Bauch, Brust und Schultern
- Kräftigt Bauch- und Beinmuskulatur
- Mobilisiert den Rücken

Zu beachten

- Bei Rücken- oder Handgelenksbeschwerden sollten Sie auf diese Übung verzichten.

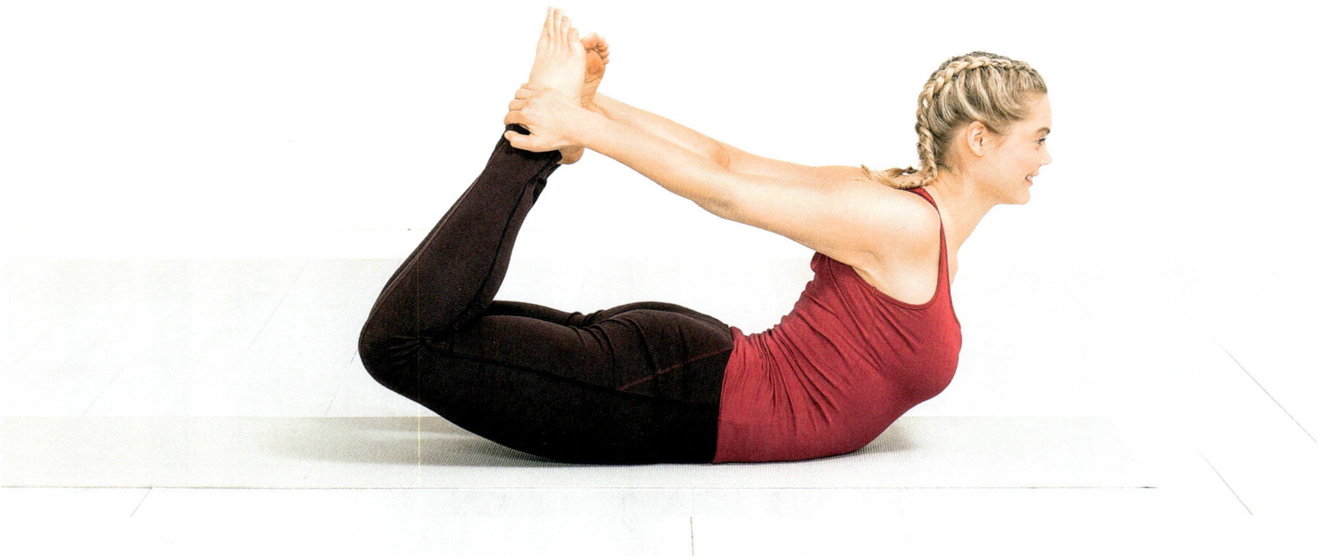

Bogen

Dhanurasana

Anleitung

- Kommen Sie in die Bauchlage und strecken Sie die Beine lang nach hinten aus.
- Einatmend beugen Sie die Beine und umgreifen die Fußknöchel mit den Händen. Dabei bleiben die Beine in Hüftbreite.
- Atmen Sie einmal tief durch.
- Mit der nächsten Ausatmung heben Sie Oberschenkel und Brustkorb gleichzeitig vom Boden ab. Die gestreckten Arme nehmen die Funktion einer Bogensehne ein, um den Körper wie einen Bogen anzuspannen.
- Ihr Blick ist nach vorne gerichtet. Der Bauch ist angespannt und fest im Boden verankert. Auf ihm ruht das Körpergewicht
- Halten Sie den Bogen für 4–6 Atemzüge und lösen Sie sich anschließend mit der Ausatmung langsam aus der Stellung.
- Wiederholen Sie die Übungen noch 1-mal.

Wirkung

- Unterstützt die Verdauungsorgane
- Öffnet den Brustkorb
- Verleiht der Wirbelsäule Geschmeidigkeit
- Stärkt Gesäß-, Bauch und Beinmuskulatur

Zu beachten

- Bei Verletzungen des Rückens, Migräne oder hohem Blutdruck sollten Sie auf diese Übung verzichten.

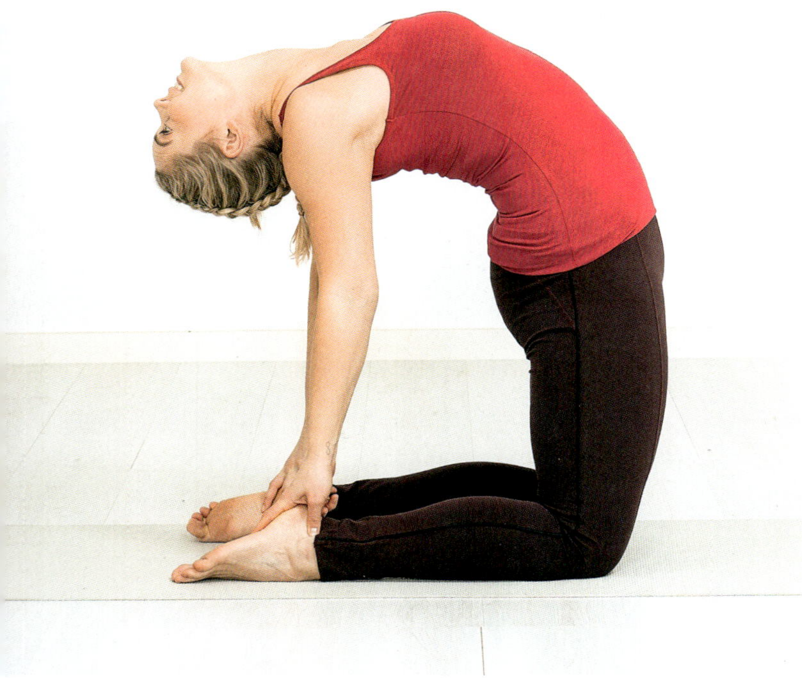

Kamel

Ustrasana

Anleitung

- Kommen Sie in den Kniestand. Ihre Beine sind dabei hüftbreit voneinander entfernt und Ihre Fußrücken liegen flach am Boden.
- Führen Sie Ihre Schulterblätter aktiv zueinander, um den Brustkorb zu öffnen und eine tiefe Atmung zu ermöglichen. Atmen Sie mehrmals vollständig ein und aus.
- Ausatmend spannen Sie Bauch-, Bein- und Gesäßmuskulatur an und lehnen sich kontrolliert mit der Einatmung zurück, bis Sie Ihre Hände auf den Fersen oder Fußsohlen abstützen können.
- Lassen Sie Ihren Kopf dabei entspannt in den Nacken sinken.
- Mit der nächsten Einatmung vertiefen Sie die Position, indem Sie Ihren Brustkorb weiter zur Decke schieben.
- Spüren Sie für 4–6 Atemzüge die Öffnung von Herz und Lunge.
- Ausatmend kommen Sie langsam in die Ausgangsposition zurück.
- Wiederholen Sie die Übungen noch 1-mal.

Wirkung

- Streckt und kräftigt die Wirbelsäule
- Regt die Darmtätigkeit an und fördert die Verdauung
- Öffnet Brustkorb und Schultern
- Dehnt Bauch und Oberschenkelvorderseiten

Zu beachten

- Bei Beschwerden des unteren Rückens und bei hohem Blutdruck sollten Sie auf diese Übung verzichten.

Schulterstand

Sarvangasana

Anleitung

- Kommen Sie in die Rückenlage und führen Sie ausatmend die gebeugten Beine zum Oberkörper.
- Mit der nächsten Ausatmung heben Sie die Hüften und verlagern Ihr Körpergewicht auf die Schultern.
- Stützen Sie den unteren Rücken mit den Händen ab, die Ellenbogen sind dabei gebeugt und die Oberarme drücken in den Boden.
- Das Kinn zieht sanft zum Brustbein.
- Atmen Sie 2-mal tief ein und aus.
- Mit der nächsten Ausatmung aktivieren Sie die Bauchmuskulatur und strecken die Beine über der Hüfte senkrecht zur Decke, sodass Oberkörper und Beine eine möglichst gerade Linie bilden.
- Achten Sie während der gesamten Übung darauf, dass auf dem Nacken möglichst wenig Gewicht lastet. Um dies zu unterstützen, können Sie eine gefaltete Decke unter die Schultern legen, sodass der Kopf leicht nach hinten abfällt.
- Außerdem ist es besonders wichtig, den Kopf gerade zu halten und nicht zu den Seiten zu drehen.
- Halten Sie den Schulterstand zunächst für 5–10 Atemzüge. Mit der Zeit können Sie sich auf 15–20 Atemzüge steigern.
- Kommen Sie in die Rückenlage zurück, indem Sie die Beine zum Oberkörper senken und Wirbel für Wirbel auf den Boden zurückrollen.

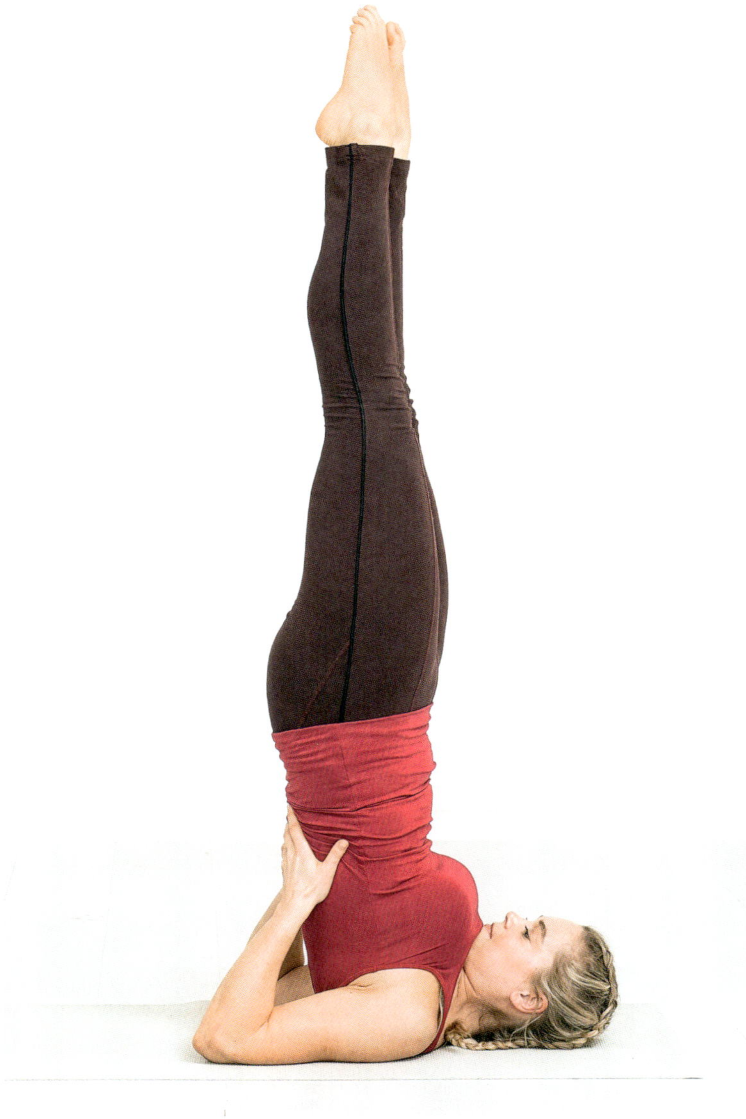

Wirkung

- Harmonisiert die Verdauung
- Stärkt den Rumpf
- Schenkt Energie
- Bringt Körper und Geist in Einklang

Zu beachten

- Bei Verletzungen des Nackens, starken Kopfschmerzen oder hohem Blutdruck sollten Sie auf diese Übung verzichten.

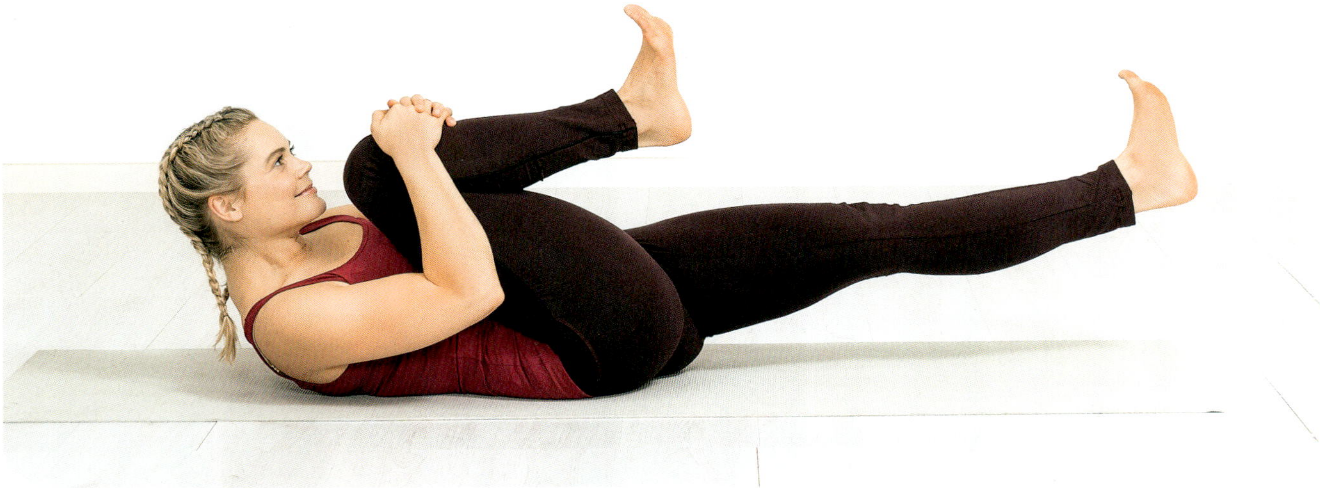

Windlösende Stellung für Fortgeschrittene

Ardha Pawanmuktasana Variante

Anleitung

- Als Ausgangsposition für diese Variante der windlösenden Stellung nehmen Sie zunächst die Basisposition (Seite 48) mit rechtem gebeugtem Knie ein.
- Nachdem Sie das Knie zum Oberkörper geführt haben, aktivieren Sie mit der Ausatmung die Bauchmuskulatur und heben dann das ausgestreckte Bein etwa 30 cm vom Boden ab. So verbessern Sie zusätzlich Ihre Körperspannung und schulen die Balance.
- Halten Sie diese Position für 3–5 Atemzüge.
- Legen Sie dann mit der Einatmung das linke gestreckte Bein ab und atmen Sie tief aus.
- Mit der nächsten Einatmung senken Sie das rechte Bein und den Kopf zurück zum Boden.
- Entspannen Sie für einige Atemzüge und wechseln Sie die Seite.
- Im dritten Schritt beugen Sie beide Knie gleichzeitig und führen sie gemeinsam zum Oberkörper, analog zur Basisübung.

Wirkung

- Reguliert die Verdauung
- Lindert Blähungen und Verstopfung
- Stärkt die Bauch- und Beinmuskulatur
- Löst Anspannung und Stress

Zu beachten

- Falls Sie an Leistenhernien leiden, sollten Sie auf diese Übung verzichten.

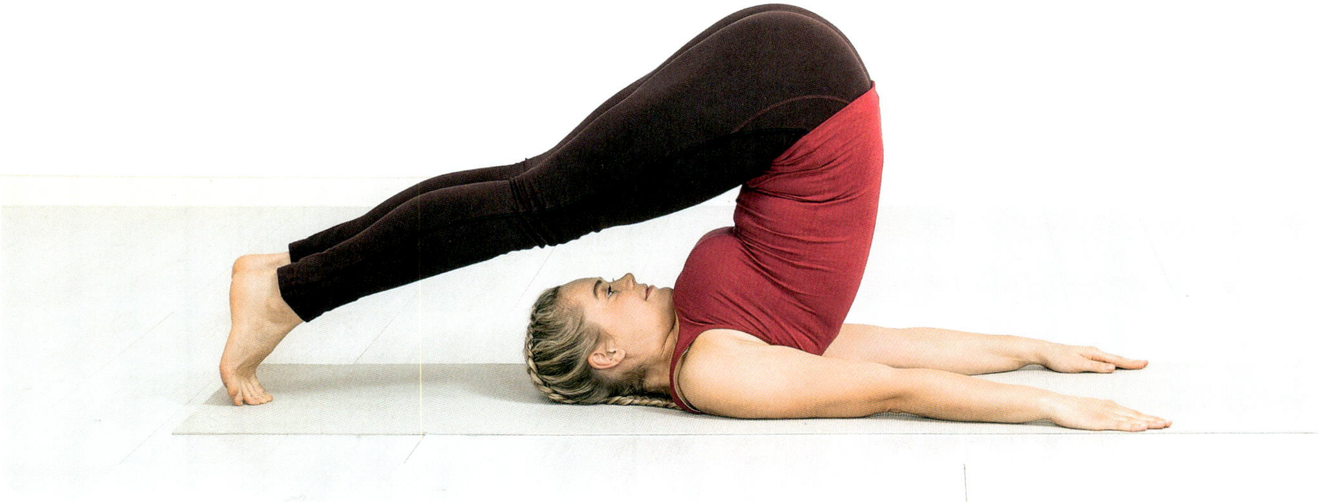

Pflug

Halasana

Anleitung

- Nehmen Sie als Ausgangsposition den Schulterstand (Seite 69) ein und halten Sie diesen für 1–2 Atemzüge.
- Wie auch beim Schulterstand können Sie zur Entlastung der Halswirbelsäule eine gefaltete Decke unter die Schultern legen.
- Stützen Sie Ihre Hüfte mit den Händen ab und ziehen Sie das Kinn leicht zum Brustbein.
- Mit der Ausatmung lassen Sie die gestreckten Beine langsam hinter sich zum Boden sinken, bis die Zehen den Boden berühren.
- Dabei verlagern Sie das Gewicht auf die Schultern. Achten Sie jedoch darauf, dass Sie Ihren Nacken nicht zu stark belasten.
- Nun lösen Sie die Arme und legen sie flach auf dem Boden ab.
- Bleiben Sie für 4–6 tiefe Atemzüge im Pflug.
- Um sich aus der Position zu lösen, beugen Sie einatmend Ihre Beine, stützen mit den Händen Ihre Hüften und rollen ausatmend vorsichtig Wirbel für Wirbel auf den Rücken zurück.

Wirkung

- Massiert die Bauchorgane
- Dehnt Wirbelsäule, Schultern und Hüften
- Entspannt den Geist und gibt positive Energie

Zu beachten

- Bei Bandscheibenvorfällen, Nackenbeschwerden, hohem Blutdruck oder Migräne sollten Sie auf diese Übung verzichten.

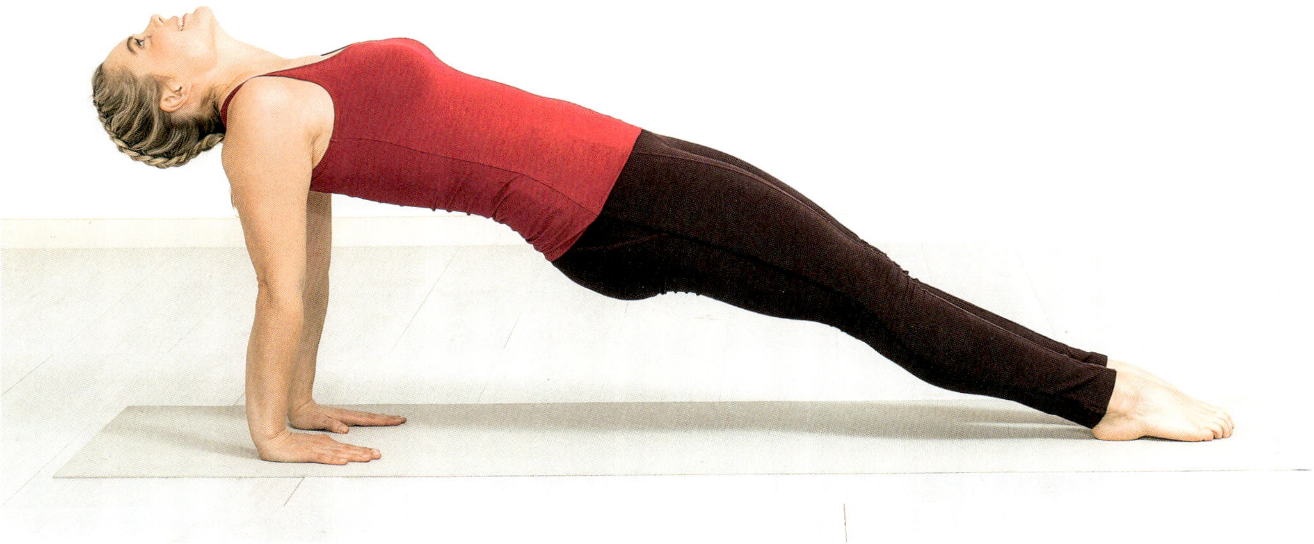

Umgekehrtes Brett

Purvottanasana

Anleitung

- Setzen Sie sich mit ausgestreckten Beinen auf den Boden.
- Legen Sie die Hände hinter dem Körper schulterbreit ab. Dabei zeigen die Fingerspitzen nach vorne.
- Einatmend heben Sie nun das Becken vom Boden ab, bis Beine und Oberkörper eine Linie bilden.
- Ihre Fußsohlen sind flach auf dem Boden, die Arme sind gestreckt und unterhalb der Schultern. Den Kopf lassen Sie entspannt nach hinten sinken. Ihr Körpergewicht wird nun von Armen und Füßen getragen.
- Halten Sie die Position, solange Sie ruhig atmen können. Beginnen Sie mit wenigen Atemzügen.
- Ausatmend sinken Sie auf den Boden zurück.
- Wiederholen Sie die Übung noch 1-mal.

Wirkung

- Gibt Energie und Entschlossenheit
- Stärkt Arme, Beine und unteren Rücken
- Dehnt die Vorderseite des Körpers

Zu beachten

- Bei Verletzungen von Schultern oder Handgelenken sollten Sie auf diese Übung verzichten.

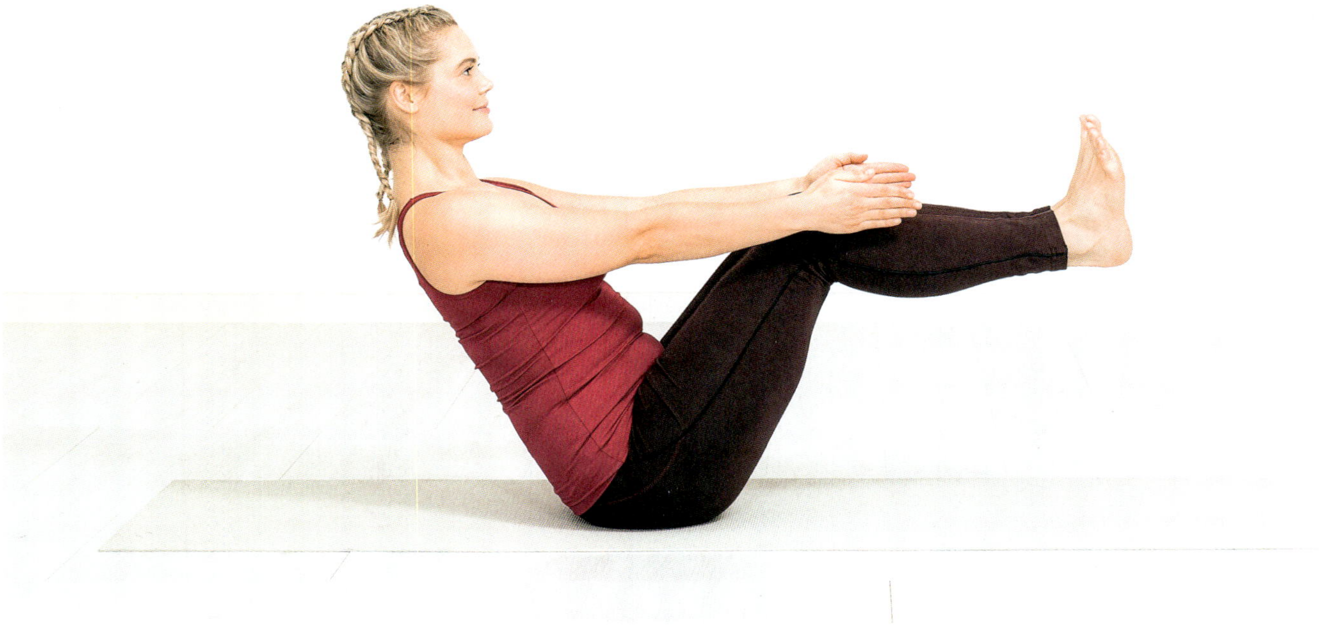

Boot

Navasana

Anleitung

- Setzen Sie sich mit angewinkelten Beinen auf die Matte.
- Lehnen Sie sich mit geradem Rücken etwas zurück und strecken Sie die Arme auf Schulterhöhe nach vorne aus.
- Ausatmend aktivieren Sie die Bauchmuskulatur und heben dann die Füße vom Boden ab.
- Bringen Sie die Unterschenkel in eine parallele Lage zum Boden und halten Sie die Beine zusammen.
- Finden Sie das Gleichgewicht, indem Sie die Neigung Ihres Oberkörpers variieren.
- Achten Sie darauf, dass die Wirbelsäule lang bleibt und Sie nicht ins Hohlkreuz fallen.
- Halten Sie die Position, solange Sie gleichmäßig atmen können. Beginnen Sie mit wenigen Atemzügen.
- Ausatmend kommen Sie in die Ausgangsposition zurück und entspannen (am besten im Liegen).
- Wiederholen Sie die Übung noch 1–2-mal.

Wirkung

- Stärkt die Bauchmuskulatur und schützt dadurch den unteren Rücken
- Fördert das innere Gleichgewicht
- Verbessert die Balance

Zu beachten

- Bei akuten Verletzungen des Steißbeins sollten Sie auf diese Übung verzichten.

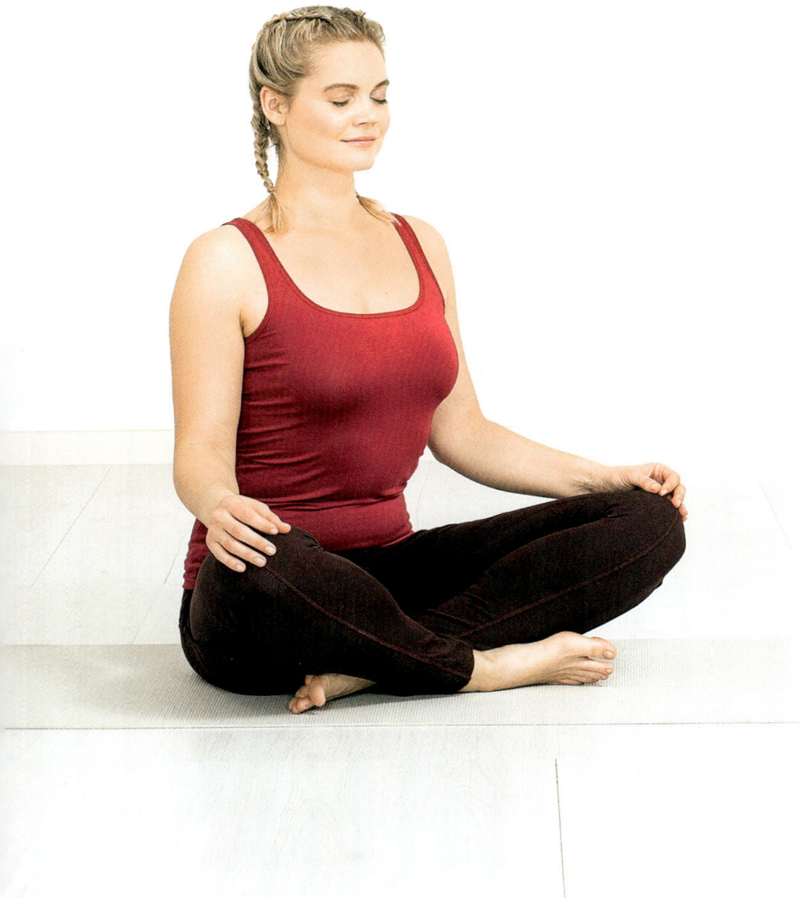

Einfache Sitzhaltung

Sukhasana

Anleitung

- Kommen Sie auf der Matte in eine sitzende Position und kreuzen Sie die Beine vor der Mitte des Körpers.
- Zur Entlastung der Wirbelsäue und für eine entspannte Haltung können Sie sich auch auf eine gefaltete Decke setzen.
- Die Hände ruhen auf den Knien, die locker zu den Seiten abfallen.
- Halten Sie den Rücken gerade. Dazu stellen Sie sich ein unsichtbares Band vor, das durch das Zentrum Ihres Körpers verläuft und am Scheitel des Kopfes nach oben gezogen wird.
- Schultern und Nacken sind ganz entspannt. Ihr Blick ist nach vorne gerichtet.

Wirkung

- Optimale Haltung bei Atemübungen oder Meditation
- Gibt Körper und Geist neue Energie
- Führt zu tiefer Entspannung

Zu beachten

- Bei Hüft- oder Knieverletzungen sollten Sie diese Übung mit besonderer Vorsicht ausführen oder auslassen.

Fersensitz

Vajrasana

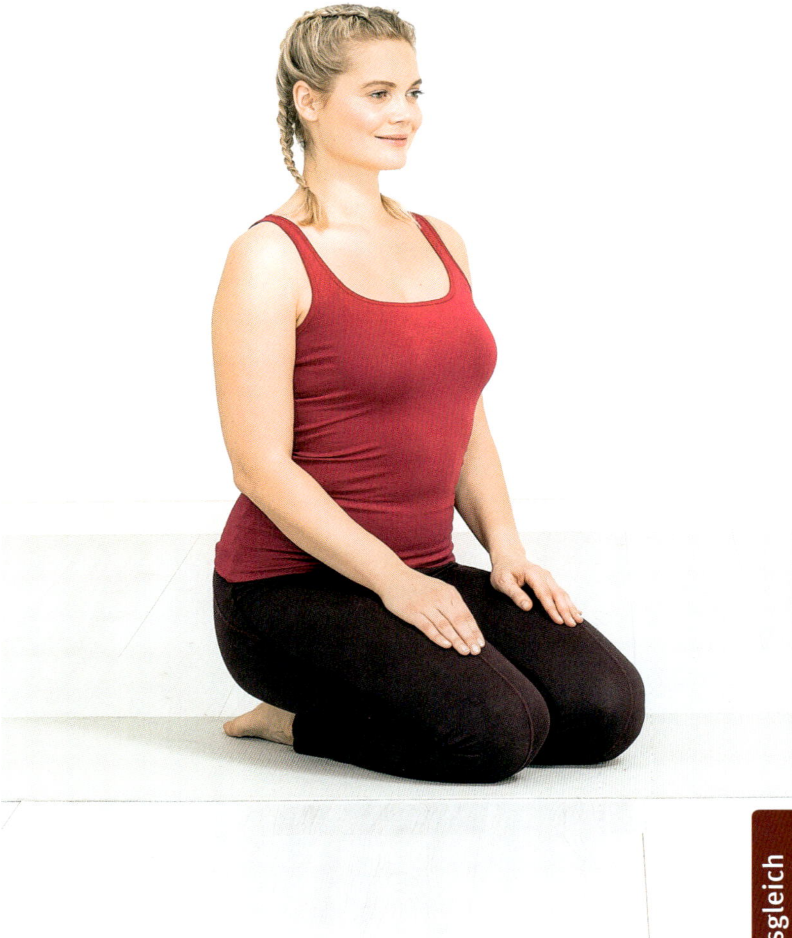

Anleitung

- Knien Sie sich mit geschlossenen Beinen auf die Matte und lassen Sie das Gesäß auf die Fersen sinken.
- Die Fußrücken liegen flach auf dem Boden.
- Die Hände ruhen entspannt auf den Oberschenkeln.
- Strecken Sie sich aus dem unteren Rücken nach oben. So geben Sie Ihrer Wirbelsäule mit jeder Einatmung neue Länge.
- Konzentrieren Sie sich auf Ihren Atem.

Wirkung

- Wunderbar geeignet für Atemübungen oder Meditation
- Fördert die Verdauung und Durchblutung der Bauchorgane
- Verleiht Körper und Geist Stabilität

Zu beachten

- Bei Verletzungen der Fuß- oder Kniegelenke sollten Sie auf diese Übung verzichten.

Glückliches Baby

Ananda Balasana

Anleitung

- Kommen Sie auf der Matte in Rückenlage.
- Mit der Ausatmung beugen Sie die Knie und heben sie zur Brust.
- Einatmend umfassen Sie die Fußaußenkanten, ausatmend ziehen die Knie sanft in Richtung Achselhöhlen.
- Die Beine sind dabei weit geöffnet, sodass die Oberschenkel seitlich vom Rumpf liegen.
- Die Fersen streben zur Decke, die Zehenspitzen zur Erde.
- Achten Sie darauf, dass Fußgelenke und Knie eine Linie bilden. Die Schienbeine stehen dann senkrecht zum Oberkörper.
- Der Kopf und der gesamte Rücken bleiben während der Übung entspannt am Boden liegen. (1)
- Verbleiben Sie für 15–20 Atemzüge in der Stellung des glücklichen Babys.
- Setzen Sie dann die Füße mit einer Ausatmung auf dem Boden ab.

Wirkung

- Öffnet die Hüften und dehnt den unteren Rücken
- Beruhigt den Geist und lindert Stress

Zu beachten

- Bei Hüftverletzungen oder -beschwerden sollten Sie diese Übung nur mit Vorsicht durchführen.

Stellung des Kindes

Balasana

Anleitung

- Kommen Sie mit geschlossenen Knien und Füßen in den Fersensitz (Seite 75).
- Beugen Sie sich mit der Ausatmung nach vorne und legen Sie die Stirn vor Ihren Knien auf dem Boden ab.
- Der Oberkörper ruht entspannt auf den Oberschenkeln und das Gesäß sinkt auf die Fersen.
- Die Arme liegen lang und entspannt neben dem Körper, die Handflächen zeigen nach oben.
- Lassen Sie Ihre Schultern sanft in Richtung Boden sinken.
- Falls es Ihnen schwerfällt, die Stirn zum Boden zu bringen, können Sie Unterarme vor dem Körper ablegen und die Stirn auf den Handrücken ruhen lassen. (2)
- Entspannen Sie für etwa 2 Minuten in der Stellung des Kindes. Schließen Sie dabei die Augen und lenken Sie die Aufmerksamkeit auf Ihren Atem.

Wirkung

- Bringt Körper und Geist zur Ruhe
- Lindert Verdauungsbeschwerden
- Entlastet den unteren Rücken, Nacken und Hüfte

Zu beachten

- Bei Knieverletzungen sollten Sie diese Übung mit Vorsicht durchführen oder ganz auslassen.

Variante Sie können Ihre Arme auch nach vorne ausstrecken und die Handflächen auf dem Boden ablegen. (3) So dehnen Sie zusätzlich Schultern und oberen Rücken.

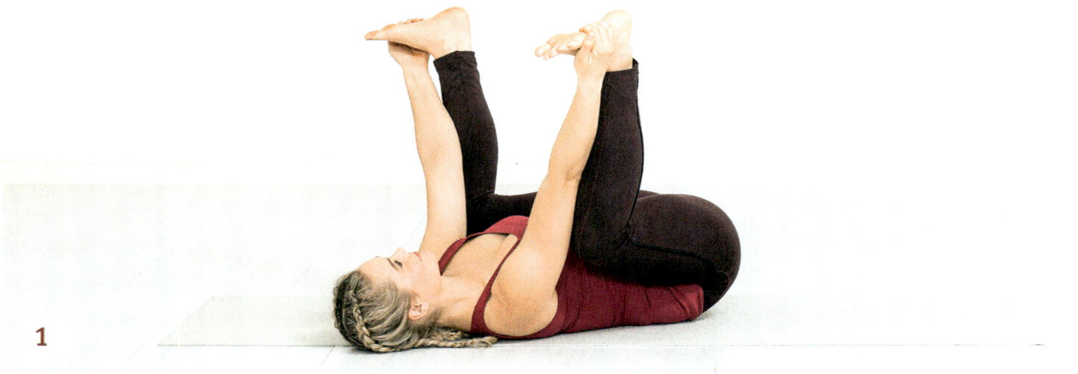

1

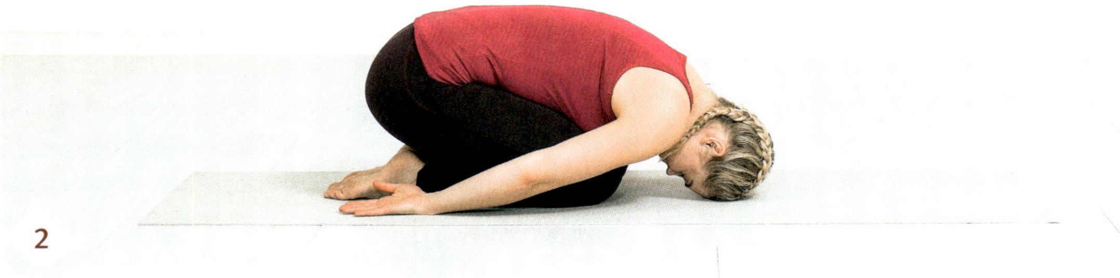

2

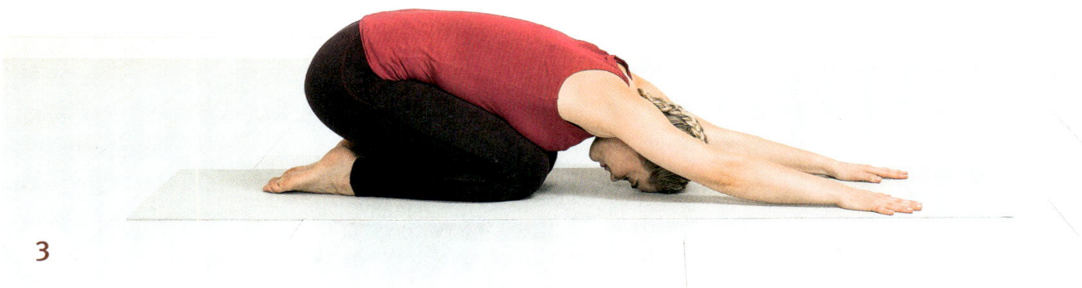

3

Kuh-und-Katze-Flow

Bitilasana und Marjaryasana

Anleitung

- Für die Kuh kommen Sie in den Vierfüßlerstand.
- Die Arme sind dabei durchgestreckt und bilden eine Linie mit den Schultern. Die Fingerspitzen zeigen nach vorne.
- Ihre Knie stehen unter den Hüften.
- Mit der Einatmung heben Sie Brust und Kopf und beugen sanft die Wirbelsäule nach unten durch. (1)
- Mit der Ausatmung ziehen Sie den Bauchnabel ein und runden den Rücken Wirbel für Wirbel nach oben, sodass ein »Katzenbuckel« entsteht. Ihr Kopf sinkt locker nach unten. (2)
- Wiederholen Sie diesen Wechsel dem Atemrhythmus folgend 15–20-mal.

Wirkung

- Massiert die Bauchorgane und stimuliert die Verdauung
- Dehnt Rumpfvorderseite und Rücken
- Mobilisiert sanft die Wirbelsäule
- Erdet, aktiviert und lindert Stress

Zu beachten

- Bei Verletzungen der Knie oder Handgelenke sollten Sie diese Übung mit Vorsicht durchführen oder ganz auslassen.

Liegender Schmetterling

Supta Baddha Konasana

Anleitung

- Kommen Sie in eine entspannte Rückenlage.
- Beugen Sie die Knie und bringen Sie die Fußsohlen so nah wie möglich am Körper zusammen.
- Die Knie fallen entspannt zu den Seiten ab.
- Breiten Sie die Arme in der Verlängerung der Schultern zu den Seiten aus. Ihre Handflächen zeigen dabei nach oben.
- Lassen Sie sich in die Erde sinken und entspannen Sie für etwa 2 Minuten bei regelmäßigen Atemzügen. (3)
- Falls es Ihnen schwerfällt, den Rücken zu entspannen, legen Sie eine gefaltete Decke unter.
- Um Knie und Leisten zu entlasten, können Sie die Knie auch jeweils auf einem Kissen ablegen.

Wirkung

- Öffnet Leisten und Hüfte
- Entspannt den Geist und regeneriert

Zu beachten

- Bei Knieverletzungen oder -beschwerden sollten Sie diese Übung mit Vorsicht durchführen.

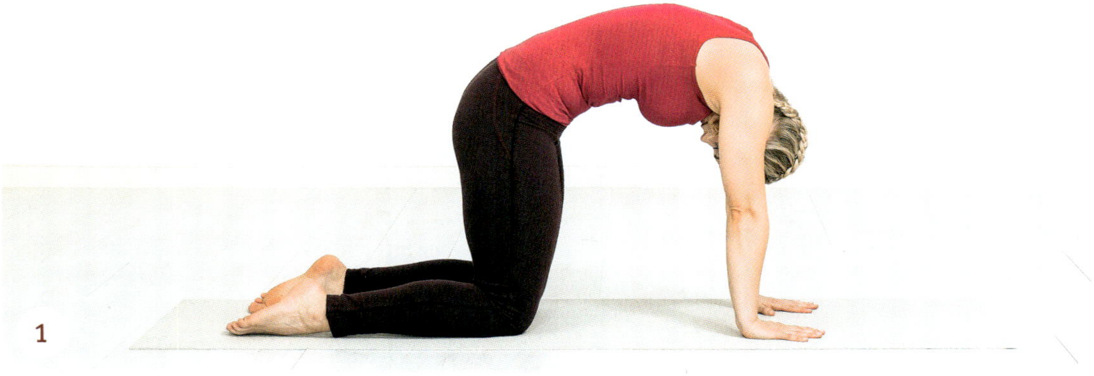

1

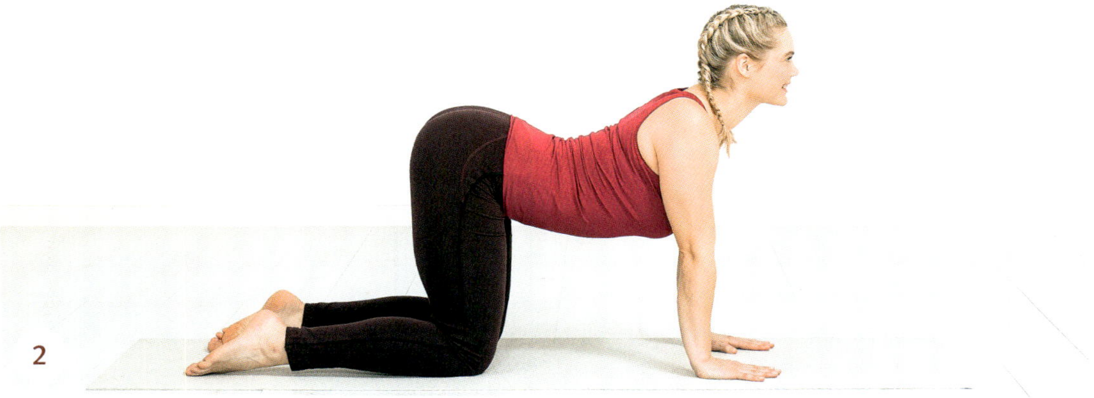

2

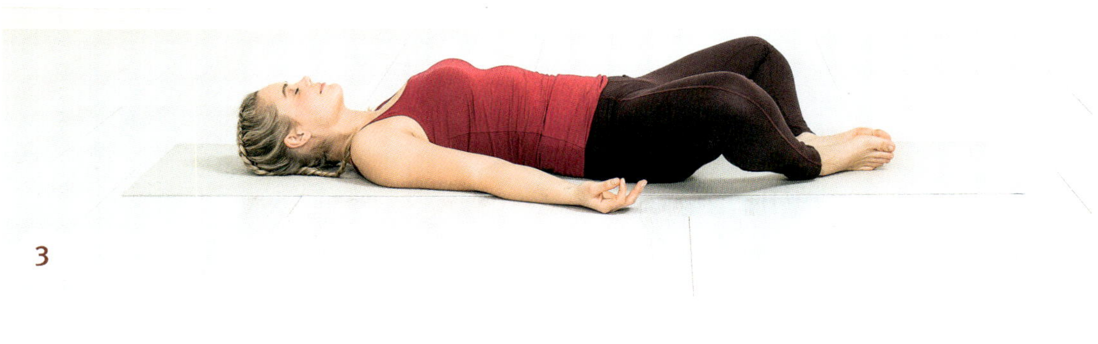

3

Geschlossener Winkelsitz

Baddha Konasana

Anleitung

- Setzen Sie sich aufrecht auf die Matte und strecken Sie die Beine vor dem Körper aus.
- Beugen Sie die Knie und bringen Sie Sohlen und Fersen mittig vor dem Körper zusammen.
- Umgreifen Sie die Fußgelenke und bringen Sie die Füße so nah wie möglich an den Körper heran.
- Die Knie zeigen nach außen und nähern sich so weit wie möglich dem Boden an, ohne dass dabei Leiste und Oberschenkel verkrampfen.
- Richten Sie mit der Einatmung die Wirbelsäule auf, nehmen Sie die Länge aus der Streckung des unteren Rückens (falls es Ihnen schwerfällt, setzen Sie sich bei dieser Übung auf ein Kissen).
- Rollen Sie die Schultern nach hinten, um die Brust zu öffnen. (1)
- Bleiben Sie für 15–20 tiefe Atemzüge im geschlossenen Winkelsitz.

Wirkung

- Stimuliert alle Bauchorgane
- Regt die Durchblutung von Becken, Bauch und unterem Rücken an
- Öffnet die Hüften, dehnt die Leisten und die Innenseiten der Oberschenkel
- Hellt das Gemüt auf und reduziert Stress

Zu beachten

- Bei Hüft- oder Knieverletzungen sollten Sie auf diese Übung verzichten.

Variante: Vorgebeugter geschlossener Winkelsitz (Adhomukha Baddhakanasana)

Aus dem geschlossenen Winkelsitz beugen Sie sich langsam nach vorne. Entscheidend ist nicht, so weit wie möglich in Richtung Boden zu kommen, sondern den Rücken weiterhin lang zu halten. (2) Durch diese Variante können Sie die Dehnung zusätzlich verstärken.

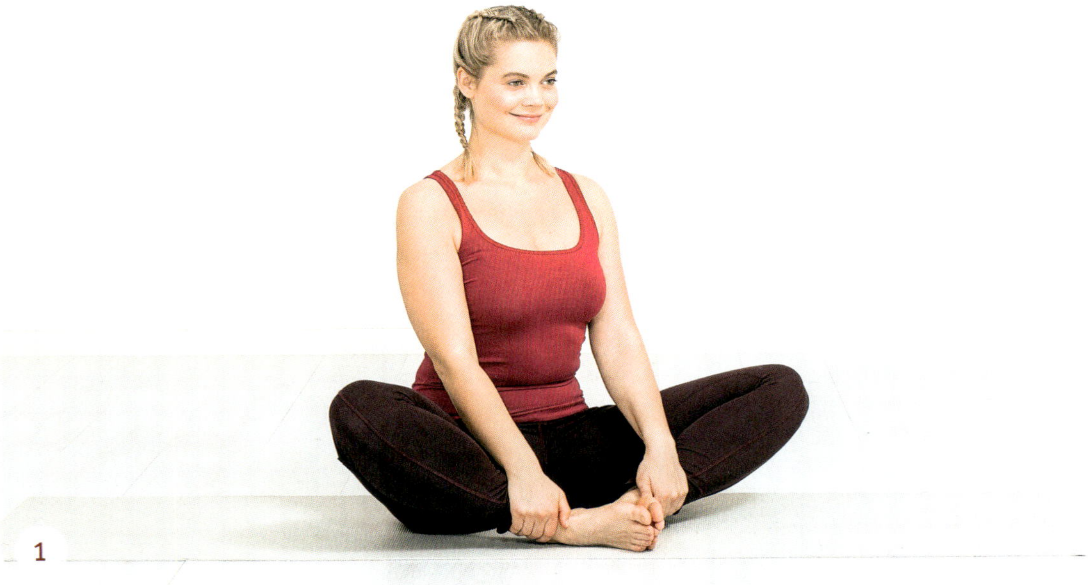

1

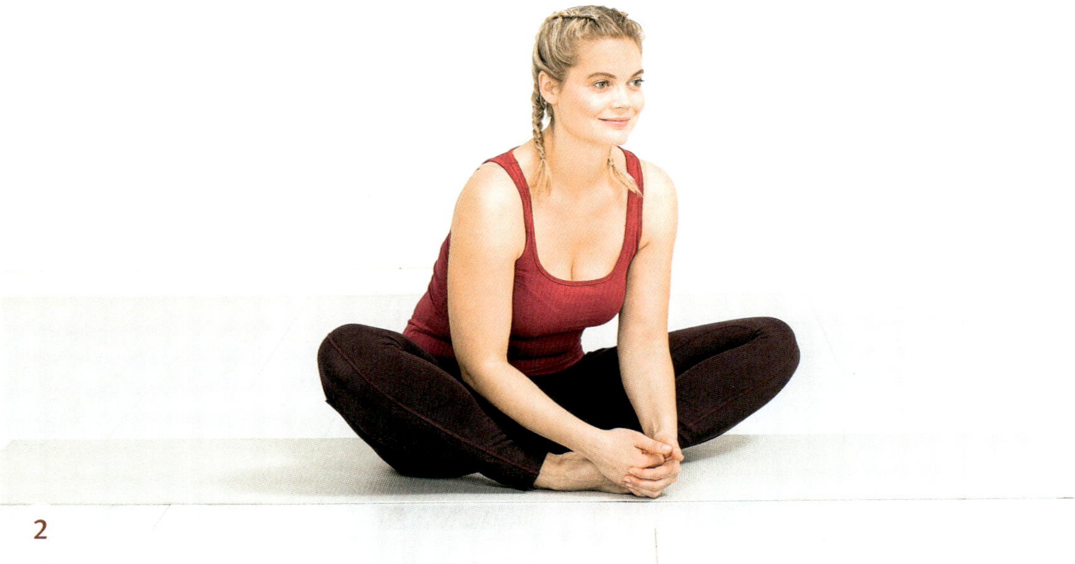

2

Krokodil

Jathara Parivartanasana

Anleitung

- Legen Sie sich auf den Rücken und strecken Sie die Arme auf Höhe der Schultern flach auf dem Boden aus.
- Stellen Sie Ihre Beine auf. Füße und Knie berühren sich, der Rumpf sinkt in den Boden.
- Mit der Ausatmung senken Sie die Knie langsam zur rechten Seite ab, der Kopf dreht dabei nach links.
- Lassen Sie die Knie nur so weit in Richtung Boden sinken, wie Sie die linke Schulter am Boden halten können. Bei Bedarf können Sie ein Kissen unter die Knie legen. (1)
- Bleiben Sie 6–8 Atemzüge in dieser Dehnung.
- Ausatmend aktivieren Sie die Bauchmuskulatur, einatmend führen Sie Beine und Kopf in die Mitte zurück.
- Nach einigen Atemzügen wechseln Sie die Seite.

Wirkung

- Massiert die Bauchorgane und regt die Verdauung an (kräftigt die Baucheingeweide)
- Mobilisiert die Lendenwirbelsäule und den Schultergürtel

Zu beachten

- Bei Beschwerden in Hüfte, Knien oder unterem Rücken sollten Sie vorsichtig sein oder ganz auf diese Übung verzichten.

Variante 1 Lassen Sie das untere Bein lang vor dem Körper ausgestreckt. (2)

Variante 2: Nachdem Sie die gebeugten Beine auf eine Seite haben sinken lassen, strecken Sie sie gerade aus, sodass Sie mit dem Rumpf einen 90-Grad-Winkel bilden. Die Zehenspitzen ziehen Sie dabei zu sich heran, die Fersen drücken Sie vom Körper weg (Füße sind »geflext«). (3)

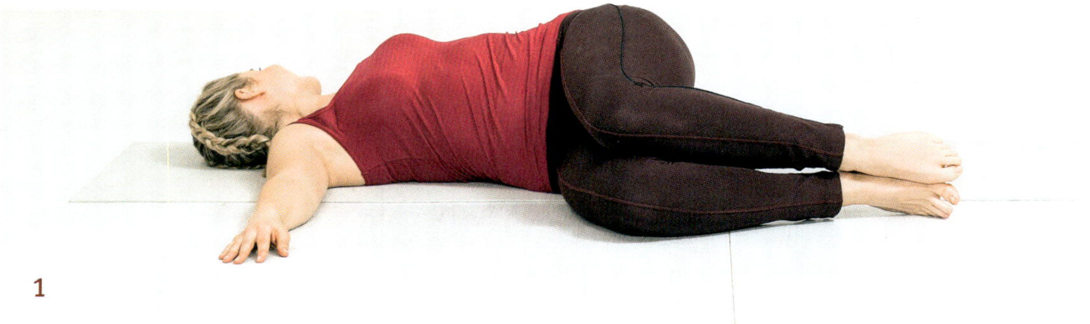

1

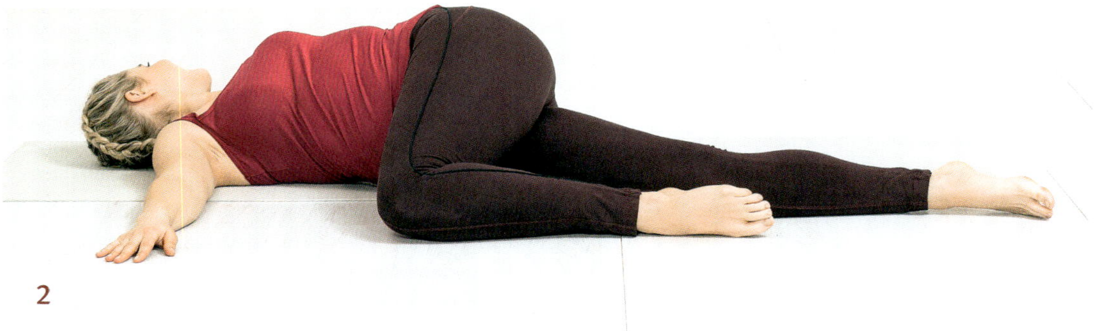

2

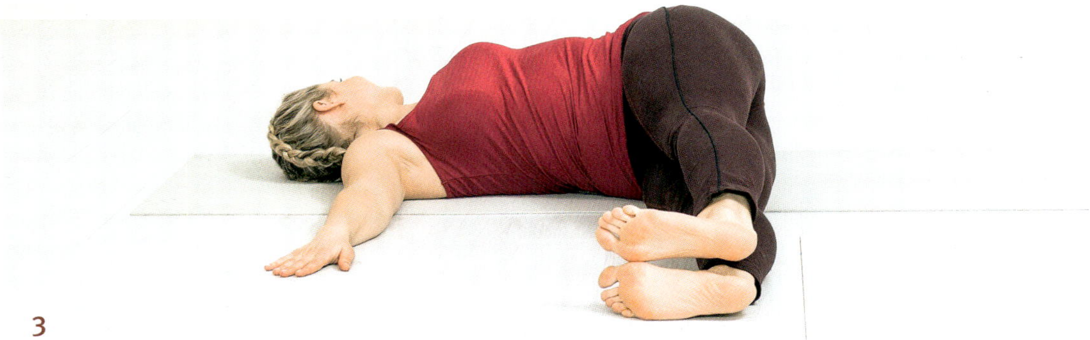

3

Endentspannung: Totenstellung

Savasana

Beschreibung

Savasana, die sogenannte Totenstellung, ist eine der wichtigsten Übungen des Yoga. Sie stellt den Abschluss eines jeden Yoga-Flows dar und dient der totalen Entspannung.

Es handelt sich um einen aktiven und bewussten Entspannungszustand. Aufmerksam nimmt der Geist die sich im Körper ausbreitende Ruhe wahr. Dem Fluss der Energie, die Sie aus den vorangegangen Asanas gewonnen haben, wird freier Lauf gelassen, Kräfte werden gesammelt.

Anleitung

- Schaffen Sie zur Vorbereitung eine angenehme und ruhige Atmosphäre. Dimmen Sie das Licht.
- Öffnen Sie die Fenster, um den Raum mit frischer Luft zu füllen. Allerdings sollte Ihnen nicht zu kalt sein. Bei Bedarf können Sie sich ein langärmliges Oberteil oder Socken anziehen.
- Oftmals wirkt es befreiend, Schmuck, Brille oder Armbanduhr abzulegen und zusammengebundenes Haar zu öffnen.
- Kommen Sie nun auf der Matte in eine bequeme Rückenlage. Bewegen Sie das Kinn leicht zur Brust, um den Nacken lang zu machen. Gerne können Sie den Kopf auch auf ein kleines Kissen oder eine gefaltete Decke legen.
- Strecken Sie Ihre Beine hüftbreit vor dem Körper aus und lassen Sie die Füße entspannt zu den Seiten fallen. Die Arme liegen flach neben dem Körper, die Handflächen weisen zur Decke. Hierbei sinken die Schultern zum Boden und die Brust öffnet sich.
- Um den unteren Rücken zu entlasten, können Sie eine gefaltete Decke unter die Knie legen.
- Schließen Sie die Augen und lenken Sie Ihre Konzentration auf die Atmung. Gleichmäßig atmen Sie durch die Nase ein und aus.
- Lassen Sie Ihr Bewusstsein nun achtsam über den ganzen Körper gleiten, nehmen Sie jeden Teil von sich selbst wahr und spüren Sie die Wirkung der zuvor durchgeführten Asanas.
- Richten Sie Ihre Aufmerksamkeit auch gezielt auf die Bauchgegend. Nehmen Sie jegliche Gefühle unvoreingenommen wahr und lassen Sie diese zu. Akzeptieren Sie Ihren Körper, wie er ist.
- Entspannen Sie in Savasana für 5–15 Minuten.
- Um sich aus diesem tiefen Entspannungszustand herauszulösen, strecken Sie zunächst Arme und Beine von sich weg.
- Mit der Ausatmung beugen Sie dann die Beine und ziehen die Knie zum Brustkorb heran.
- Nach zwei Atemzügen setzen Sie sich aufrecht hin und fokussieren den Geist.
- Erheben Sie sich nun wie neugeboren aus der Totenstellung.

Wirkung

- Beruhigt und regeneriert Körper und Geist
- Mobilisiert Energie und gibt innere Kraft
- Befreit von Stress und negativen Gefühlen
- Vertieft die Atmung

Zu beachten

- In einer Phase der tiefen Entspannung kann der Blutdruck absinken. Deshalb sollten Sie sich ganz langsam aus der Totenstellung erheben.

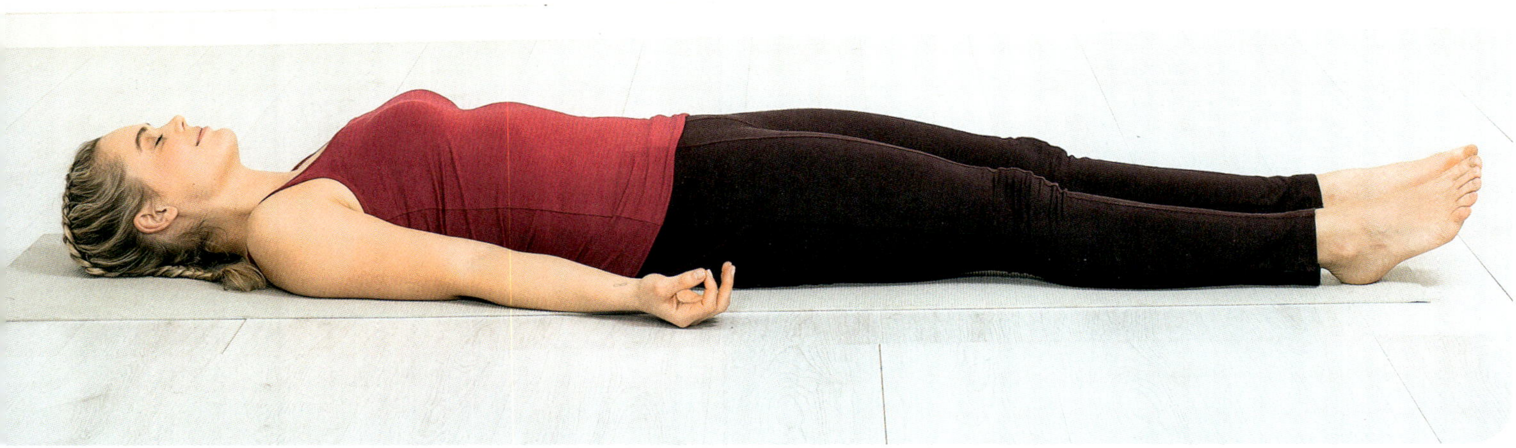

Atemtechniken und Meditation

Atemtechniken und Meditation sind feste Bestandteile des Yoga und tragen wesentlich zu der positiven Wirkung auf Körper und Geist bei. Planen Sie deshalb auch immer genug Zeit dafür ein. Es wird Ihnen guttun!

Schaffen Sie eigene Zeitfenster für die Atemübungen (Pranayama) und zur Meditation, die nur Ihnen selbst gewidmet sind. Probieren Sie aus, wann es für Sie am besten passt: am Morgen, um dem Geist Frische und Klarheit zu schenken, als kurze Verschnaufpause am Mittag oder am Abend, damit Ruhe und Entspannung Einzug halten.

Der Atem ist ein Grundrhythmus unseres Lebens, dem wir meist jedoch kaum Aufmerksamkeit schenken. Ununterbrochen versorgt er unseren ganzen Körper mit Sauerstoff oder im yogischen Sinne mit neuer Lebensenergie. Mit den Atemtechniken des Yoga lernen Sie Ihren Atem bewusster wahrzunehmen, ihn zu kontrollieren und gleichzeitig zu seinem natürlichen Fluss zurückzufinden. Pranayamas lassen die Lebensenergie in Ihnen erwachen und wachsen. Mit jedem bewussten Einatmen tauchen Sie weiter in einen Zustand von Klarheit und Ruhe ein, mit jedem Ausatmen können Sie sich von Stress oder Anspannungen freimachen. Nutzen Sie Ihren Atem, so wie es die Yogis schon vor langer Zeit getan haben, um Körper und Geist in Einklang zu bringen.

Folgende Yoga-Atemübungen haben sich als sehr wirksam erwiesen:

- Die wechselseitige Nasenatmung (Nadi Shodhana, Seite 88): Sie befreit und reinigt unsere Bahnen der Lebensenergie und ermöglicht somit einen freien und starken Strom dieser Lebensenergie durch unseren ganzen Körper hindurch.
- Die Bienenatmung (Brahmarii Pranayama, Seite 91): Durch die meditative Fokussierung auf den summenden Klang beim Atmen wird der Geist mit Heiterkeit und Glückseligkeit erfüllt.
- Die Feueratmung (Kapalabhati Pranayama, Seite 90): Mithilfe ihrer kraftvollen und reinigenden Natur setzt diese Atemübung die in uns schlummernde Energie frei.

Das Ziel einer Meditation ist es, dass Sie im Hier und Jetzt Ihre innere Ruhe finden. Dabei können Sie das Denken nicht gänzlich abstellen, das ist unmöglich. Vielmehr lassen Sie bei einer Meditation Ihre Gedanken

einfach durch sich hindurchfließen, ohne weiter auf sie einzugehen.

Zunächst mag es Ihnen vielleicht schwerfallen, den sprunghaften Geist zu fokussieren und gleichzeitig zu entspannen. Doch mit der Zeit werden Sie lernen, Ihre Gedanken loszulassen und im Augenblick aufzugehen.

Es gibt unzählige Arten der Meditation. In diesem Buch stellen wir Ihnen zwei einfache Formen vor, die Sie jederzeit in Ihren Alltag integrieren können und die Ihnen helfen werden, Konzentration und Geduld zu schulen sowie Ihre innere Ruhe und Balance zu finden.

Die einfache Atemmeditation (Seite 92) dient als eine optimale Einführung in die Meditationspraxis. Die Fokussierung aller Gedanken auf den stetigen Rhythmus des Atems macht es auch dem Meditationsanfänger möglich, den unruhigen Geist zu zähmen und allmählich in einen Zustand innerer Ruhe und Ausgeglichenheit einzutauchen.

Mantra-Meditationen (Seite 93) unterstützen die tiefe Meditation durch ausgewählte Töne. Diese Töne wie »Om« oder »Aum«, die mit dem Ausatmen erzeugt werden, helfen dabei, den Atem hörbar werden zu lassen. Fortgeschrittene Meditierer benötigen die Sounds zur unterstützten Mantra-Meditation nicht.

Die lange Yoga-Tradition lehrt uns, dass sich die optimale Wirkung des Yoga durch die Kombination von Körperstellungen (Asanas), Atemübungen (Pranayamas) und Meditation entfalten kann. Körper, Seele und Geist, die sich im Alltag oftmals in Disharmonie befinden, werden wieder in Einklang gebracht.

Schenken Sie jeder dieser Komponenten Ihre Aufmerksamkeit und lernen Sie mit der Zeit, in welcher Komposition Yoga Ihnen am besten tut.

Sie können einzelnen Bestandteilen zum Beispiel eigene Zeitfenster widmen und sich dann ganz auf eine Übungsform konzentrieren. Selbstverständlich können Sie die Atemübungen und/oder Meditationen auch mit den Asana-Flows verbinden, das bleibt ganz Ihnen selbst überlassen. Nehmen Sie sich dann einfach vor oder nach einem Flow etwas mehr Zeit dafür.

Wechselatmung

Nadi Shodhana

Beschreibung

Unser Körper ist nach traditionellem Yoga-Verständnis von zahlreichen Bahnen (»Nadis«) durchzogen, die unsere Lebensenergie »Prana« in sich führen. Nadi Shodhana reinigt diese Bahnen, sodass die Lebensenergie wieder frei fließen kann und ins Gleichgewicht zurückkehrt. Dadurch erlangen wir Harmonie, Konzentration und Ruhe. Unsere Gedanken werden still und klar. Die Wechselatmung kann wunderbar mit Asanas kombiniert oder als Vorbereitung zur Meditation genutzt werden.

Anleitung

- Kommen Sie in eine angenehme und aufrechte Sitzhaltung. Optimal geeignet sind hierzu die einfache Sitzhaltung (Seite 74) oder der Fersensitz (Seite 75). Alternativ können Sie sich auch auf einen Stuhl setzen, die Knie in einem 90-Grad-Winkel beugen und die Füße hüftbreit im Boden verankern. Lehnen Sie sich nicht an, sondern halten Sie den Rücken aufrecht.
- Machen Sie die Wirbelsäule lang und senken Sie den Kopf ein klein wenig nach vorne, sodass sich das Kinn der Einbuchtung zwischen den Schlüsselbeinen nähert.
- Ihre linke Hand ruht auf Ihrem Oberschenkel.
- Zur Vorbereitung der Wechselatmung spreizen Sie die Finger der rechten Hand weit auseinander und beugen dann Zeige- und Mittelfinder zur Handfläche zurück.
- Legen Sie den Daumen an den rechten Nasenflügel, Ring- und kleinen Finger an den linken Nasenflügel. Üben Sie jedoch noch keinen Druck aus, sondern atmen Sie natürlich durch die Nase ein und aus.
- Schließen Sie die Augen und konzentrieren Sie sich auf den Atemfluss.
- Beginnen Sie, indem Sie das rechte Nasenloch mit leichtem Druck des Daumens verschießen und tief durch das linke einatmen.
- Sobald Ihre Lungen vollständig mit Luft gefüllt sind, geben Sie mit Ring- und kleinem Finger leichten Druck auf den linken Naseneingang und geben gleichzeitig den rechten Naseneingang frei.
- Anschließend atmen Sie lang durch das rechte Nasenloch aus.
- Auf gleichem Wege atmen Sie wieder tief ein.
- Verschließen Sie nun abermals die rechte Nasenseite mit dem Daumen und lösen Sie Ring- und kleinen Finger vom linken Nasenloch. Atmen Sie links aus.
- Führen Sie diesen Wechselrhythmus etwa 6–8-mal wie folgt fort:
  Links ein – rechts aus
  Rechts ein – links aus
  Links ein ...
- Zwischen den einzelnen Übungsrunden können Sie Ihren Atem natürlich fließen lassen.
- Führen Sie die Wechselatmung so lange durch, wie es für Sie angenehm ist. Versuchen Sie mindestens 4 Runden à 6–8 Atemzüge.

Wirkung

- Beugt Erkältungen und Asthma vor
- Verbessert die Lungenkapazität und stärkt die Atemwege
- Gibt innere Ruhe und Kraft
- Schenkt emotionale Balance
- Schult Konzentration und Geduld

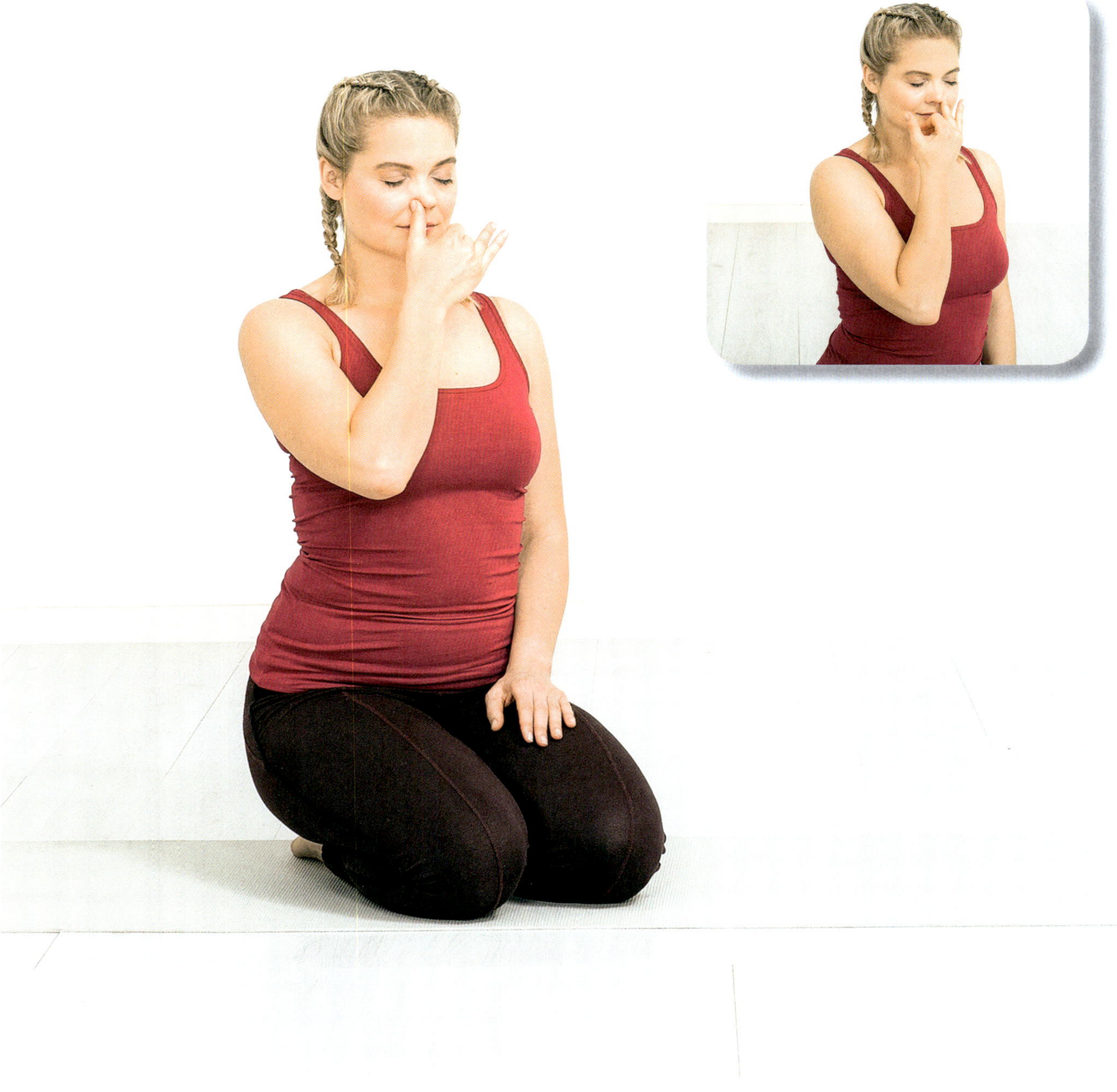

Feueratmung

Kapalabhati Pranayama

Beschreibung

Die Feueratmung ist eine der wichtigsten Reinigungstechniken des Yoga. Es handelt sich um eine sehr kraftvolle Übung, die eine in uns ruhende Energie freisetzt. Diese Energie durchströmt den gesamten Körper und lässt uns in neuer geistiger und körperlicher Reinheit zurück.

Durch die Bewegung des Bauches wird besonders das Verdauungsfeuer Agni aktiviert, das dabei hilft, die aufgenommene Nahrung optimal zu verwerten. Bei regelmäßiger Praxis kurbelt Kapalabhati den Stoffwechsel an und spült Giftstoffe aus dem Körper.

Außerdem dient die Feueratmung als sehr gute Vorbereitung für die Meditation, da sie den Geist von Müdigkeit oder angestautem Stress befreit und einen Zustand der Wachheit und Klarheit schafft.

Anleitung

- Kommen Sie in eine entspannte aufrechte Sitzhaltung Ihrer Wahl.
- Legen Sie die Handrücken auf Knie oder Oberschenkel und senken Sie das Kinn leicht zur Brust, um den Nacken lang werden zu lassen.
- Schließen Sie die Augen und nehmen Sie zwei natürliche Atemzüge durch die Nase.
- Nun atmen Sie tief in den Bauchraum hinein und stoßen die Luft dann schnell und kraftvoll durch die Nase aus. Während der Ausatmung wird der Bauch aktiv eingezogen, die Einatmung folgt dagegen ganz von selbst, indem die Bauchdecke wieder entspannt wird.
- Finden Sie Ihren eigenen Rhythmus und führen Sie den Wechsel von passiver Einatmung und aktiver, kraftvoller Ausatmung fort.
- Um ein besseres Gefühl für diese Übung zu bekommen, können Sie eine Handfläche auf den Bauch legen und seine Bewegung spüren. Ihre Konzentration liegt auf der Ausatmung.
- Beginnen Sie mit 10 Atemstößen, pausieren Sie dann für einige natürliche Atemzüge und wiederholen Sie die Übungsrunde 2–4-mal. Geübte könne pro Runde 30–40 Atemstöße machen.
- Eine Meditation im Anschluss an die Feueratmung ist eine wahre Wohltat.

Wirkung

- Massiert die Bauchorgane und fördert die Verdauung (besonders gut geeignet bei Verstopfung)
- Flutet den ganzen Organismus mit Sauerstoff und sorgt für Wachheit und Klarheit
- Regt das Nervensystem an und verbessert Konzentration und Gedächtnis
- Hilft, Wut, Ärger und Stress loszulassen
- Gibt innere Ruhe und Stabilität

Zu beachten

- Üben Sie den Feueratem nicht direkt nach dem Essen oder vor dem Schlafengehen.
- Bei Schwangerschaft, Menstruation, hohem Blutdruck, akuten Schmerzen im Bauchraum oder Durchfall sollten Sie auf diese Atemübung verzichten.
- Sollten Sie an einer chronisch entzündlichen Darmerkrankung leiden, ist Vorsicht geboten. Führen Sie die Feueratmung nur durch, wenn Sie sich in Remission befinden und Ihnen die Übung guttut. Hören Sie auf Ihren Körper.

Bienenatmung

Bhramari Pranayama

Beschreibung

Diese Atemtechnik ist nach der indischen schwarzen Biene »Bhramari« benannt, da beim Ausatmen ein summender Klang entsteht, der dem Summen dieser Biene gleicht.

Es handelt sich um eine einfache und gleichzeitig sehr wirkungsvolle Übung, die den Geist zu Ruhe und Gelassenheit bewegt. Stress, Angst, Wut oder Frust fallen einfach ab.

Nehmen Sie sich für die Bienenatmung so oft wie möglich Zeit und spüren Sie, wie Heiterkeit Ihren Geist erhellt und Glückseligkeit Ihr Herz erfüllt.

Anleitung

- Nehmen Sie eine angenehme Sitzhaltung Ihrer Wahl ein, in der Sie den Rücken entspannt aufrecht halten können.
- Senken Sie das Kinn leicht zur Brust und lassen Sie den Nacken lang werden.
- Legen Sie die Hände zunächst auf die Oberschenkel und schließen Sie die Augen.
- Lauschen Sie dem natürlichen Fluss Ihres Atems.
- Legen Sie nun die Zeigefinger auf die Ohrknorpel zwischen Wange und Ohrmuschel und drücken Sie diese sanft zu. Durch das Verschießen der Ohren lenken Sie alle Aufmerksamkeit auf Ihr Inneres.
- Die Ellenbogen zeigen dabei zu den Seiten, sodass sich der Brustkorb öffnet.
- Atmen Sie nun tief und stetig durch die Nase ein. Nehmen Sie kurz wahr, wie Ihre Lungen bis an den Rand mit Luft gefüllt sind.
- Dann atmen Sie lang aus und lassen Sie währenddessen einen gleichmäßigen summenden Ton erklingen. Der Mund bleibt dabei geschlossen und die Gesichtsmuskeln sind ganz entspannt.
- Spüren Sie, wie die Vibration des Klangs Kopf, Brust und schließlich den ganzen Körper erfüllt.
- Führen Sie Bhramari in Ihrem eigenen Rhythmus für 6–7 aufeinanderfolgende Atemzüge durch.
- Anschließend legen Sie die Hände wieder ab und pausieren kurz in normaler Atmung.
- Wiederholen Sie diesen Ablauf noch 3–4-mal.
- Vertiefen Sie die Wirkung in einer darauffolgenden Meditation oder bleiben Sie einfach noch kurz mit geschlossenen Augen sitzen und spüren Sie der Übung nach.

Wirkung

- Erfrischt die Stimmbänder
- Beruhigt den Geist und hellt die Stimmung auf
- Unterstützt einen tiefen und erholsamen Schlaf
- Verbessert Konzentrationsfähigkeit und Gedächtnis
- Schenkt dem Herzen Harmonie
- Löst mentale und emotionale Anspannungen
- Beugt Infekten vor

Einfache Atemmeditation

Der Atem ist unser Verbündeter in der Meditation. Er ist etwas ganz Natürliches, unser ständiger Begleiter, die Quelle des Lebens. In seiner Beobachtung können wir unseren Geist von allem freimachen und im Moment verweilen.

Anleitung

- Kommen Sie auf der Matte in die einfache Sitzhaltung (Seite 74). Um die Wirbelsäule in ihrer aufrechten Haltung zu unterstützen, können Sie sich gerne auf ein Kissen oder eine gefaltete Decke setzen.
- Falls Ihnen eine entspannte und zugleich aufrechte Haltung auf dem Boden schwerfällt, setzen Sie sich auf einen Stuhl. Lösen Sie den Rücken von der Lehne und verankern Sie die Fußsohlen flach im Boden.
- Legen Sie die Handrücken auf die Oberschenkel und führen Sie Daumen und Zeigefinger zueinander.
- Indem Sie das Kinn sanft in Richtung der Mulde zwischen den Schlüsselbeinen ziehen, richten Sie den Nacken in Verlängerung der Wirbelsäule auf.
- Schließen Sie Ihre Augen. Die Gesichtsmuskulatur ist vollkommen entspannt.
- Kommen Sie nun zur Ruhe und richten Sie all Ihre Aufmerksamkeit auf Ihren Atem: Lassen Sie ihn natürlich durch die Nase fließen. Nehmen Sie sein Kommen und Gehen wahr, ohne dabei Einfluss auf ihn zu nehmen. Akzeptieren Sie ihn einfach, wie er ist.
- Folgen Sie dem Atem auf seinem Weg durch die Nasenlöcher bis in den Brustkorb hinein und spüren Sie, wie die Luft die Lungenflügel langsam ausfüllt und sie anschließend wieder verlässt.
- Lenken Sie Ihre Aufmerksamkeit nun auf Ihre Körpermitte und beobachten Sie das sanfte Heben und Senken der Bauchdecke.
- Schweifen Ihre Gedanken ab, nehmen Sie es, ohne zu urteilen, bewusst wahr und kehren Sie zurück in die Konzentration auf das Ein- und Ausatmen.
- Lassen Sie sich von Ihrem Atem allmählich in die Tiefe der Meditation führen und spüren Sie, wie Ihr Kopf klar wird und Sie alle Gedanken loslassen.
- Sie können je nach Belieben zwischen 3 und 15 Minuten oder auch länger in dieser Meditation verweilen.

Mantra-Meditation

Das Wort »Mantra« entstammt der altindischen Sprache Sanskrit und bedeutet »heilige Silbe, Wort oder Vers«. Während der Klang eines Mantras Körper und Geist erfüllt, vermag er Sie in einen Zustand von Ruhe, Glück und innerem Frieden zu versetzen.

Das wohl bedeutendste Mantra ist das heilige »OM« (A-U-M gesprochen) – ein Urklang, aus dem nach hinduistischem Verständnis das gesamte Universum hervorgegangen ist. Es gilt als ein sehr kraftvolles Mantra, dessen Schwingungen den Körper spürbar durchdringen. Es vermag die Gedanken zu zentrieren und innere Ruhe und Harmonie herzustellen.

Die Mantra-Meditation ist eine sehr beliebte und einfache Form der Meditation. Sie ist auch hervorragend für Meditationseinsteiger geeignet, da das Mantra wie von selbst die Konzentration auf sich zieht und dem Geist einen klaren Fokus gibt.

Anleitung

- Kommen Sie wie bei der Atemmeditation in eine entspannte, aufrechte Sitzhaltung.
- Ihre Hände ruhen auf den Oberschenkeln, Daumen und Zeigefinger sind in Kontakt.
- Senken Sie den Kopf leicht zur Brust und schließen Sie die Augen.
- Beobachten Sie einige Momente den natürlichen Fluss Ihres Atems und kommen Sie allmählich zur Ruhe.
- Atmen Sie nun tief durch die Nase ein und lassen Sie mit der Ausatmung ein langes hörbares A-U-M erklingen. Nochmals tief einatmen und ausatmend A-U-M sprechen.
- Atmen Sie jetzt natürlich weiter und führen Sie das Mantra in Ihr Inneres. Sprechen Sie A-U-M im Geist aus und finden Sie dabei Ihren eigenen Rhythmus. Bringen Sie es beispielsweise in Einklang mit Ihrem Atem oder Ihrem Herzschlag.

- Lassen Sie sich von seinem Klang forttragen und spüren Sie seine Vibrationen durch den Körper wandern. All Ihre Gedanken sind auf das A-U-M gerichtet.
- Kehren Sie schließlich langsam zurück und öffnen Sie die Augen.
- Sie können die Mantra-Meditation so lange durchführen, wie Sie möchten. Versuchen aber, mindestens 3 Minuten vollständig in ihr zu versinken.

Sonnengruß

Der Sonnengruß (Surya Namaskar) eignet sich besonders gut zum Aufwärmen. **Dauer:** 3 Runden, ca. 5 Min. **Kombinationsmöglichkeiten:** am besten zu Beginn jedes anderen Flows. **Abschluss:** Atemübung und/oder Meditation (wenn der Sonnengruß als alleiniger Flow geübt wird).

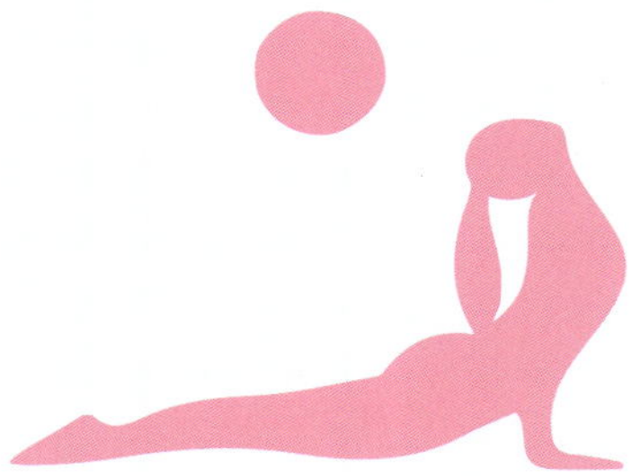

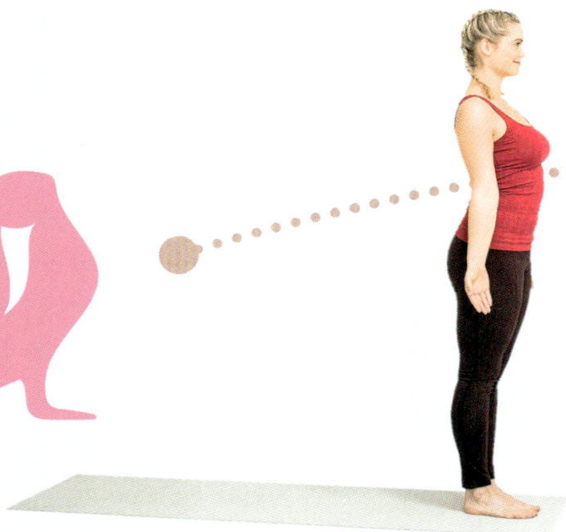

1 Berg (Seite 32)

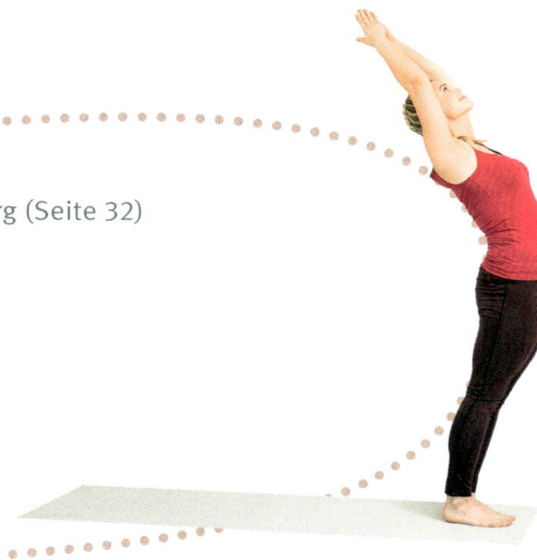

2 Einatmend: Halbes Rad (Seite 36)

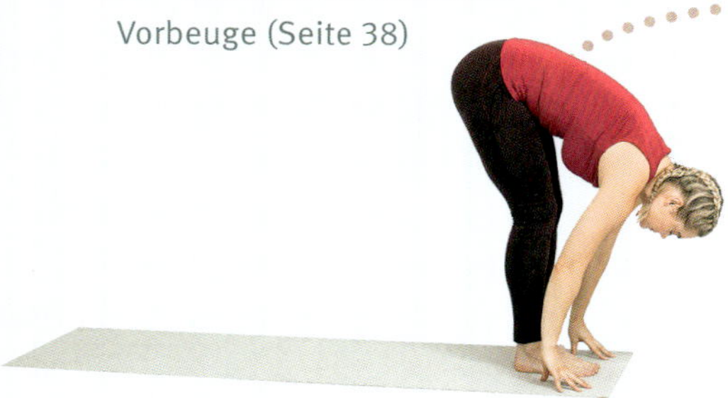

3 Ausatmend: Stehende Vorbeuge (Seite 38)

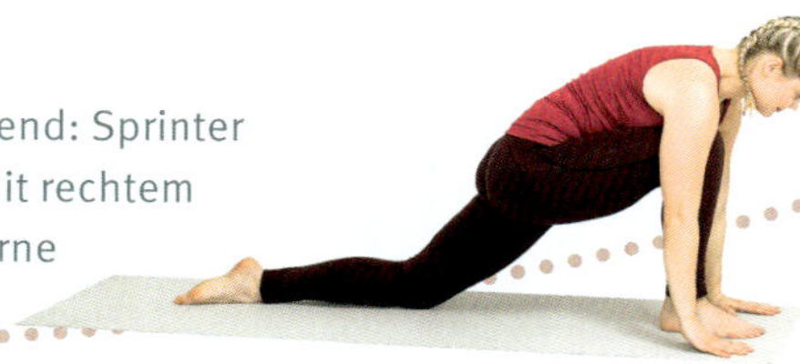

4 Einatmend: Sprinter (Seite 60) mit rechtem Fuß nach vorne

5 Atem anhalten: Hohe Planke (Seite 64)

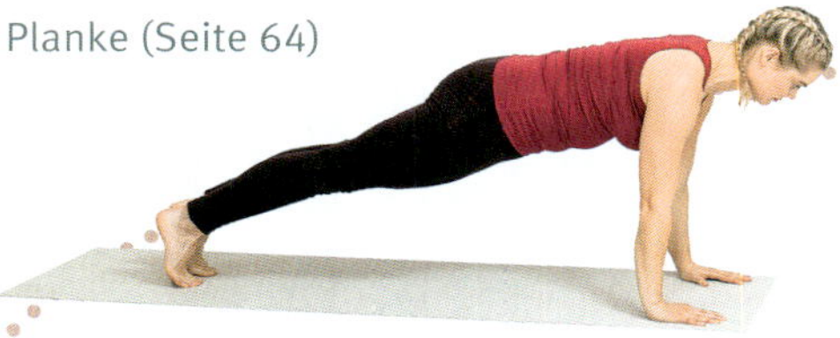

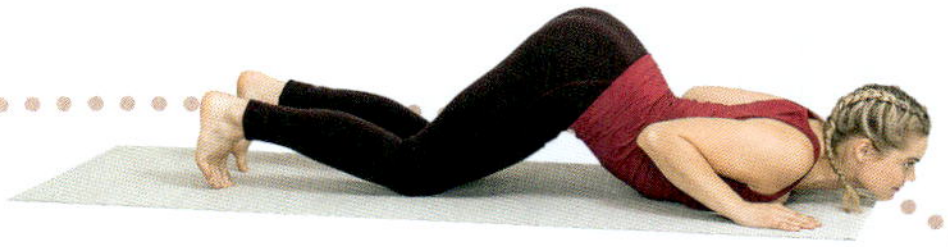

6 Ausatmend: 8-Punkt-Stellung (Seite 65)

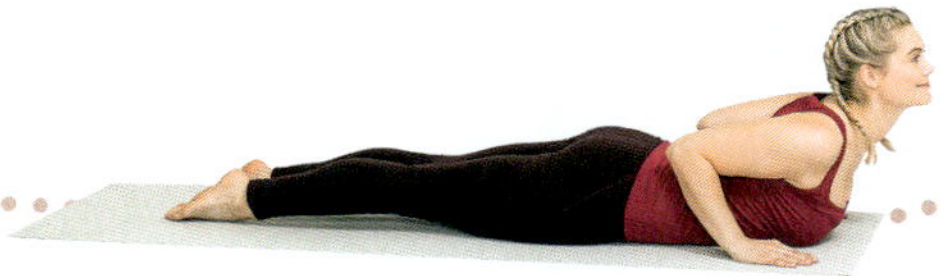

7 Einatmend: Kleine Kobra (Seite 57)

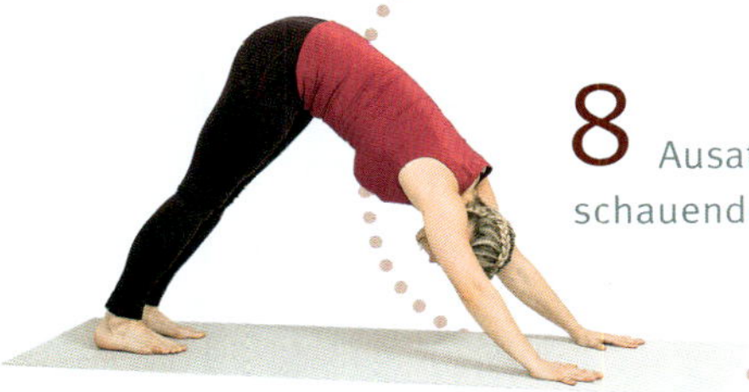

8 Ausatmend: Herabschauender Hund (Seite 55)

9 Einatmend: Sprinter (Seite 60) mit linkem Fuß nach vorne

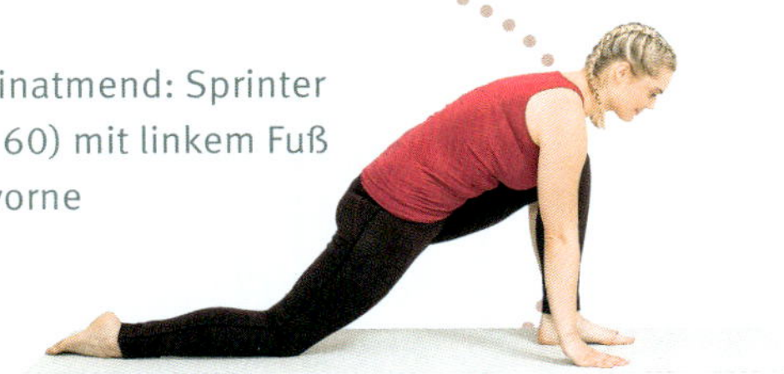

10 Ausatmend: Stehende Vorwärtsbeuge (Seite 38)

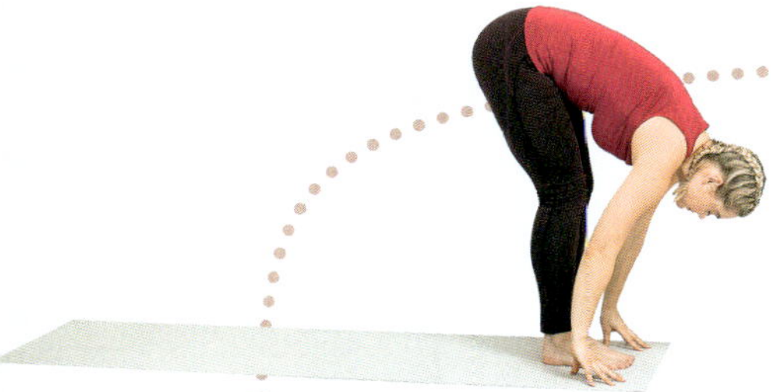

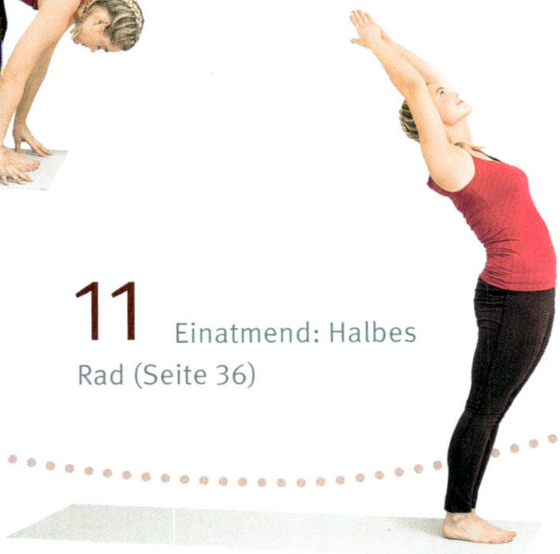

11 Einatmend: Halbes Rad (Seite 36)

12 Berg (Seite 32)

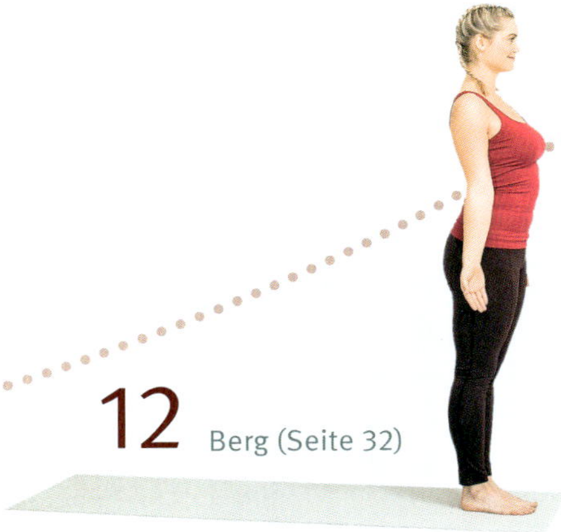

Kurzer Basis-Flow

Wunderbar geeignet für Ihren Einstieg in die Yogapraxis. Wohltuende Wirkung auf die Bauchgegend. **Dauer:** ca. 15 Min. **Kombinationsmöglichkeiten:** Sonnengruß (Seite 94) zum Aufwärmen (3 Runden: ca. 5 Min.) oder anderer Flow. **Abschluss:** Atemübung und/oder Meditation.

1 Einfache Atemmeditation (Seite 92), z. B. in der einfachen Sitzhaltung (Seite 74), ca. 3 Min.

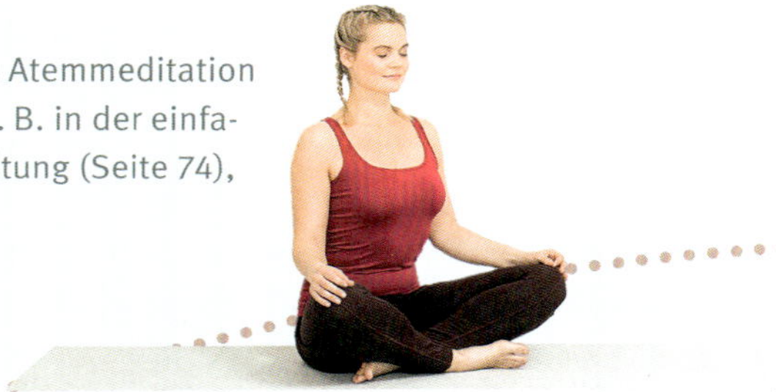

2 Sitzende Vorbeuge (Seite 47), 2 × 10–15 tiefe Atemzüge

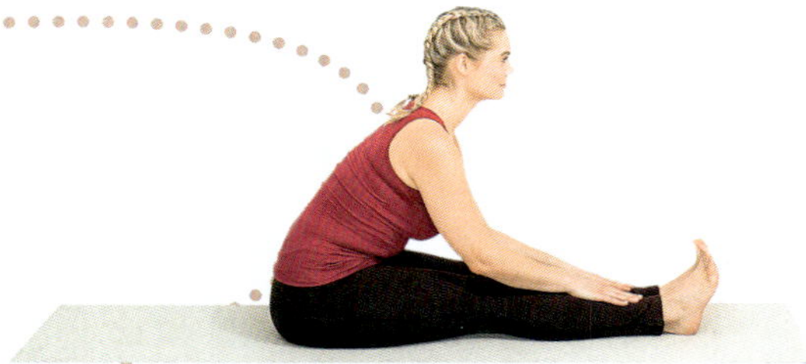

3 Offene Winkelhaltung (Seite 50), 15–20 tiefe Atemzüge

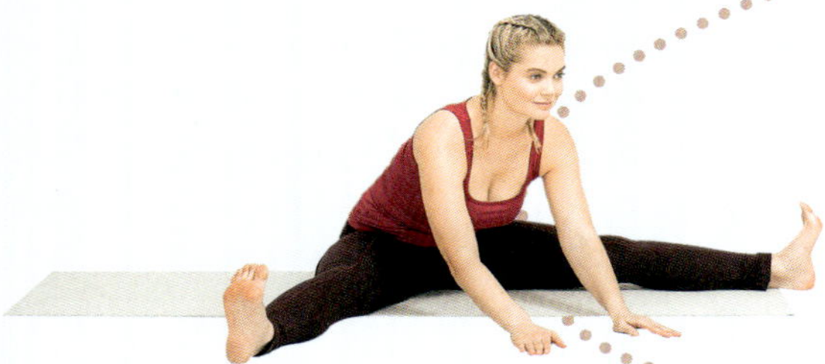

4 Krokodil (Seite 82), pro Seite 6–8 tiefe Atemzüge

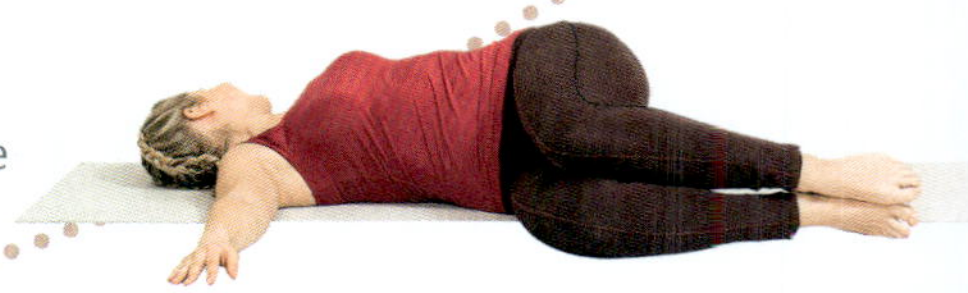

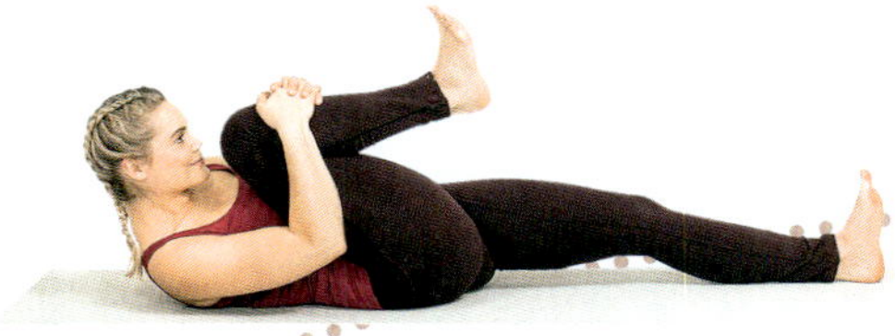

5 Windlösende Stellung (Seite 48), 3 × 4–6 tiefe Atemzüge (rechts, links, beide Beine)

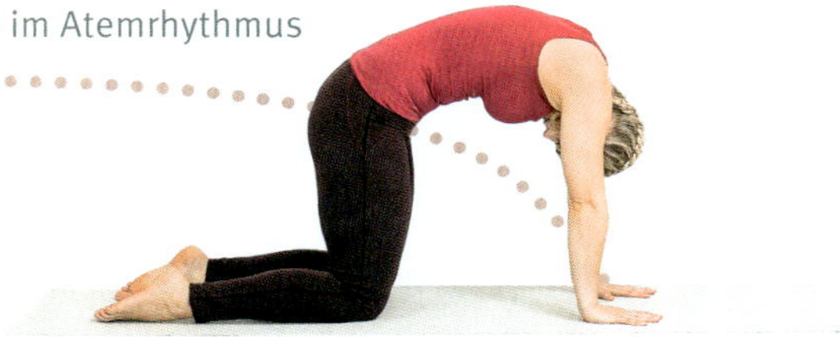

6 Kuh-und-Katze-Flow (Seite 78), 15 × im Atemrhythmus

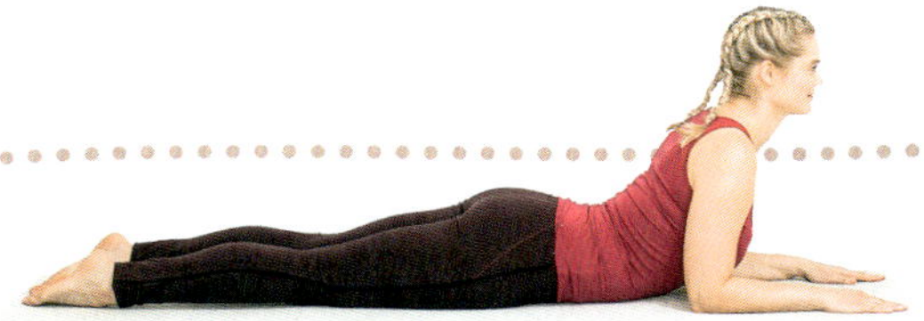

7 Sphinx (Seite 56), 2 × 10–15 tiefe Atemzüge – gerne im Wechsel mit Übung **8**

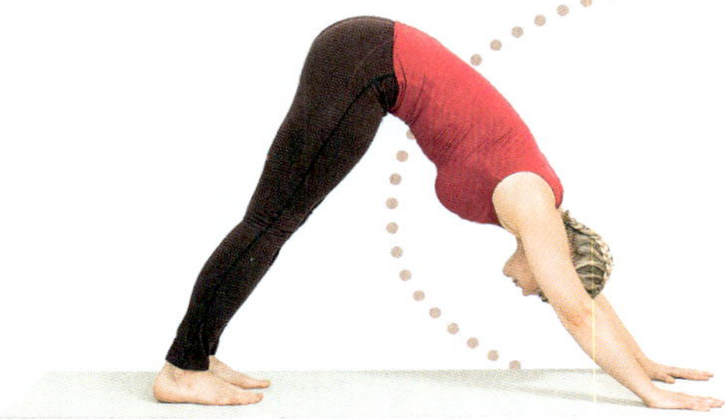

8 Herabschauender Hund (Seite 55), 2 × 10–15 tiefe Atemzüge

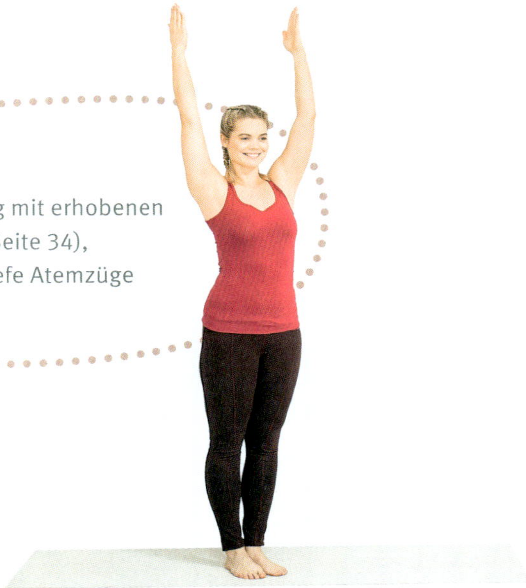

9 Berg mit erhobenen Armen (Seite 34), 10–20 tiefe Atemzüge

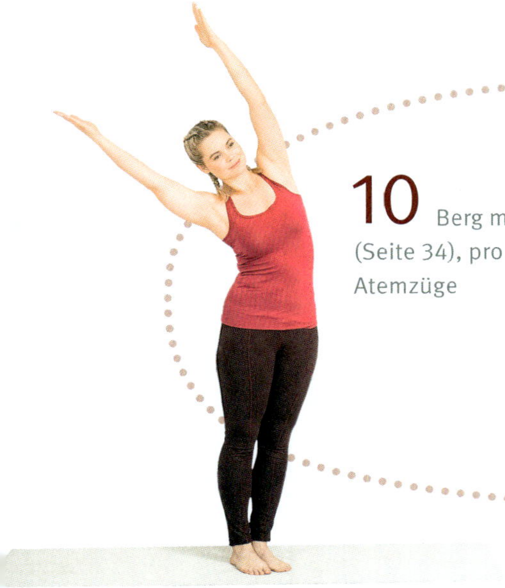

10 Berg mit Seitendehnung (Seite 34), pro Seite 6–8 tiefe Atemzüge

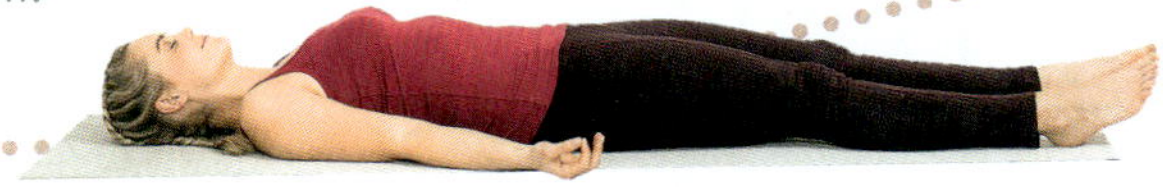

11 Totenstellung (Seite 84), mind. 3 Min.

Langer Basis-Flow 1

Eine wahre Wohltat für die Bauchgegend. Machen Sie zwischen den Übungen immer wieder kleine Pausen, z. B. im Fersensitz (Seite 75) oder in der Stellung des Kindes (Seite 76). **Dauer:** ca. 60 Min. inkl. Aufwärmen mit 3–5 Runden Sonnengruß. **Abschluss:** Atemübung und/oder Meditation.

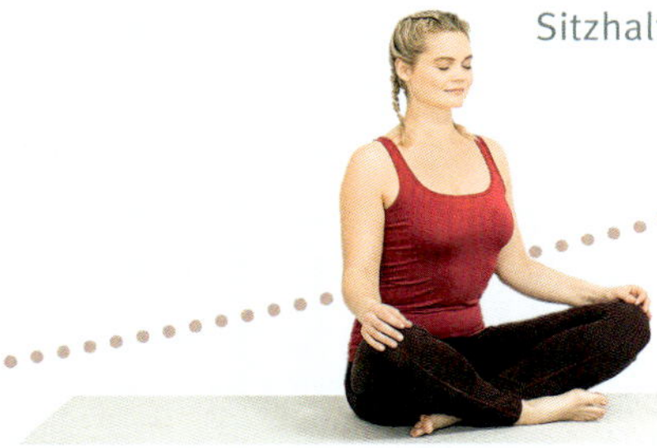

1 Einfache Atemmeditation (Seite 92), z. B. in der einfachen Sitzhaltung (Seite 74), ca. 3 Min.

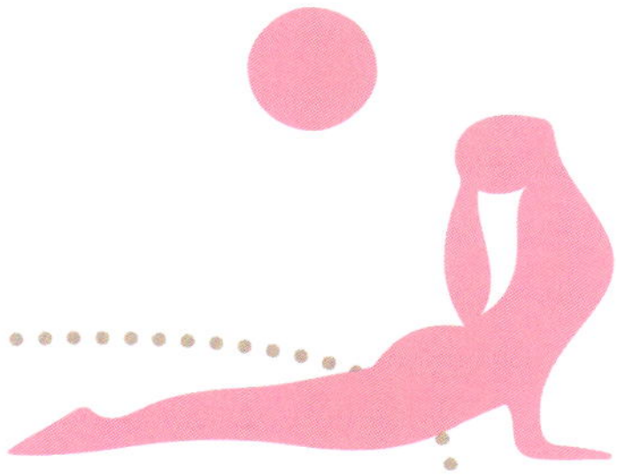

2 3–5 Runden Sonnengruß (Seite 94)

3 Krokodil (Seite 82), pro Seite 6–8 tiefe Atemzüge

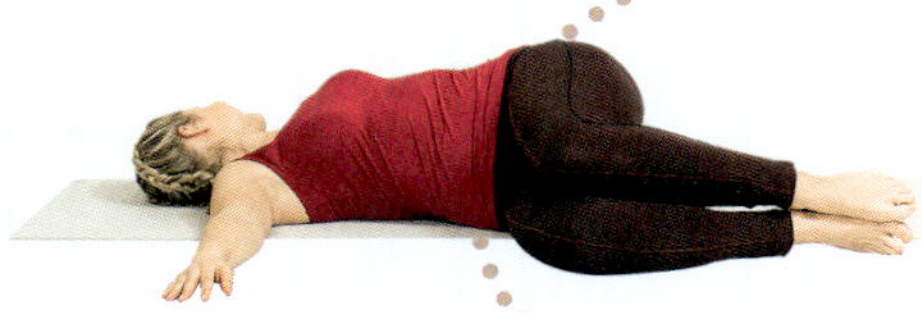

4 Sitzende Vorbeuge (Seite 47), 2 × 10–15 tiefe Atemzüge

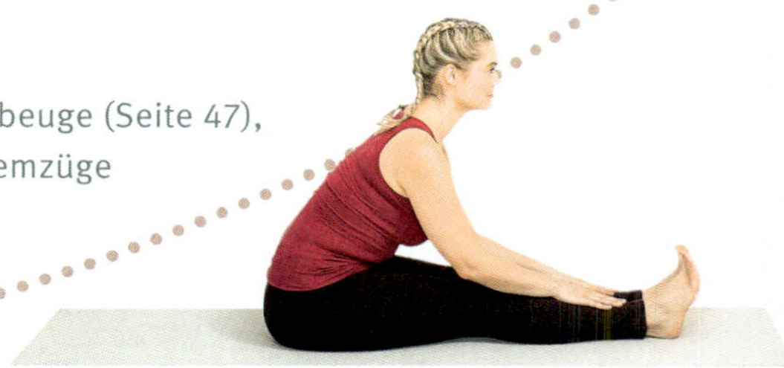

5 Kopf-Knie-Stellung (Seite 51), pro Seite 10–15 tiefe Atemzüge

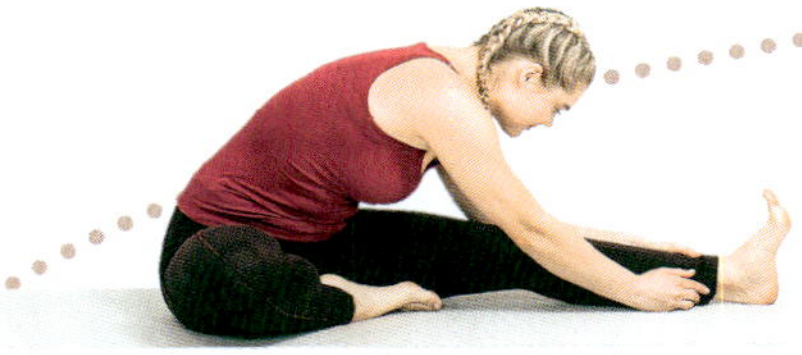

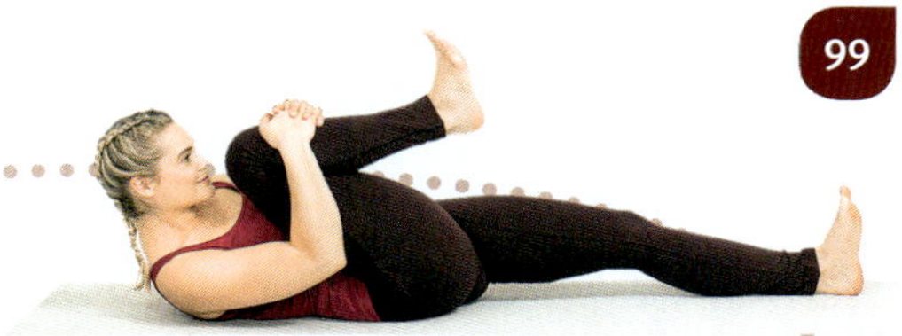

6 Windlösende Stellung (Seite 48), 3 × 4–6 tiefe Atemzüge (rechts, links, beide Beine)

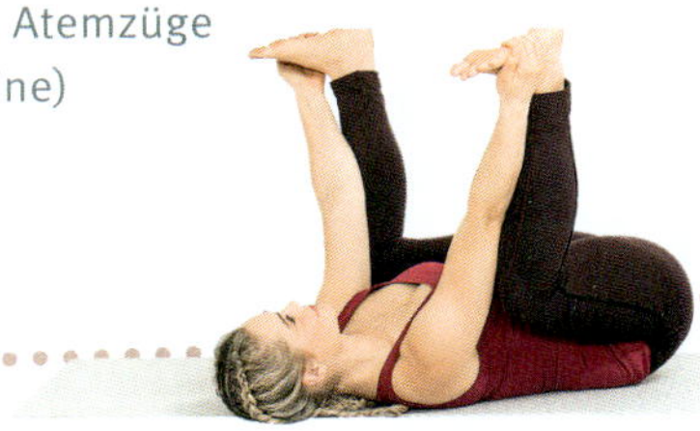

7 Glückliches Baby (Seite 76), 2 × 15–20 tiefe Atemzüge

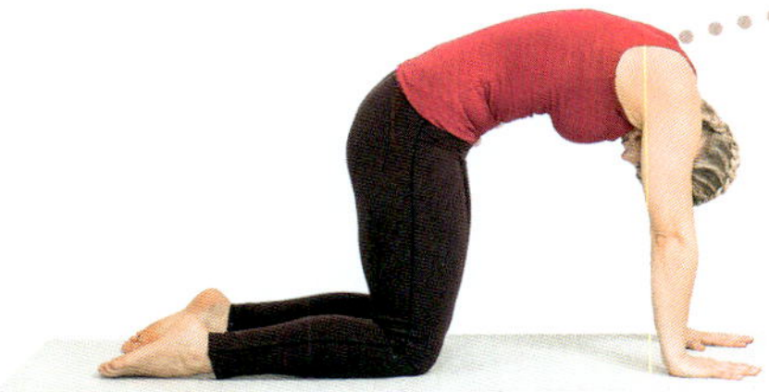

8 Kuh-und-Katze-Flow (Seite 78), 20 × im Atemrhythmus

9 Herabschauender Hund (Seite 55), 2 × 10–15 tiefe Atemzüge – gerne im Wechsel mit **10**

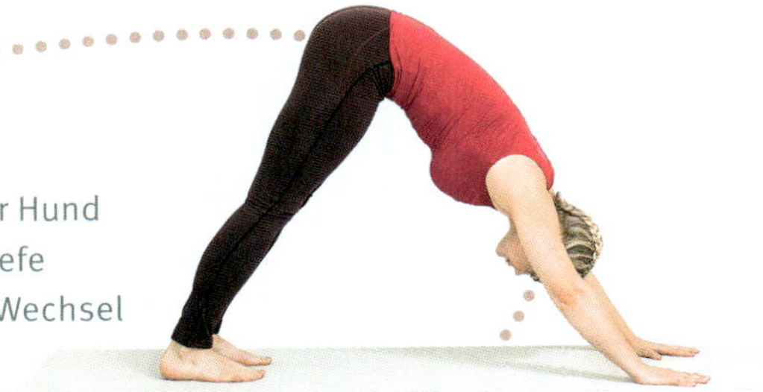

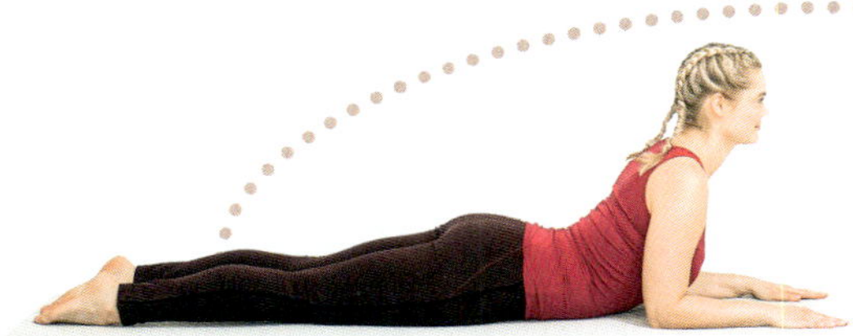

10 Sphinx (Seite 56), 2 × 10–15 tiefe Atemzüge

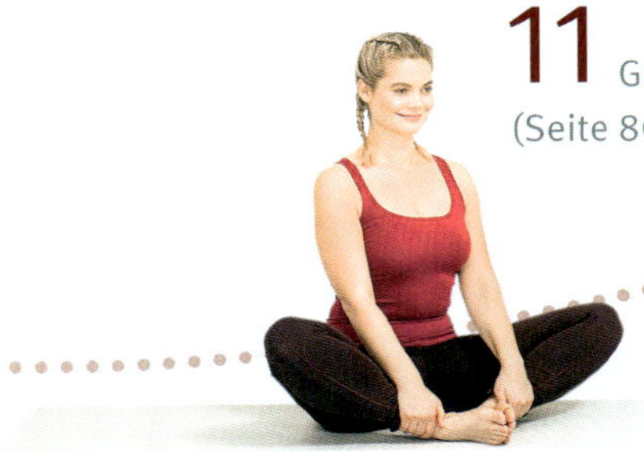

11 Geschlossener Winkelsitz (Seite 80), 20 tiefe Atemzüge

12 Liegender Schmetterling (Seite 78), 3–5 Min. entspannen

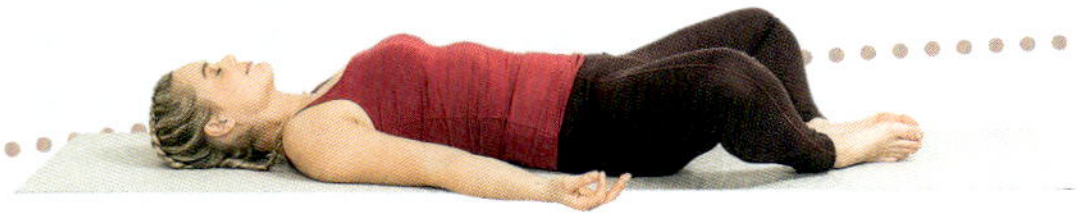

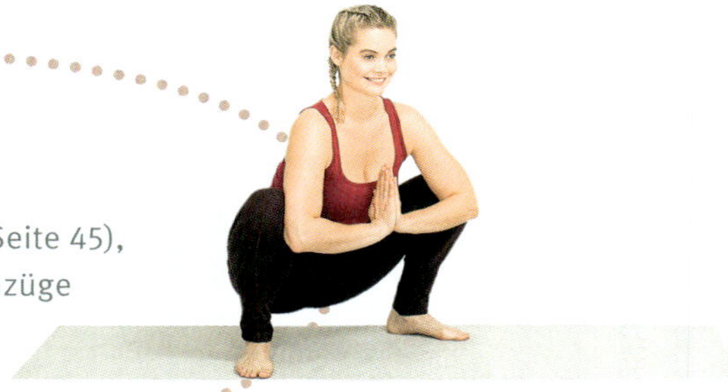

13 Girlande (Seite 45), 3 × 6–8 tiefe Atemzüge

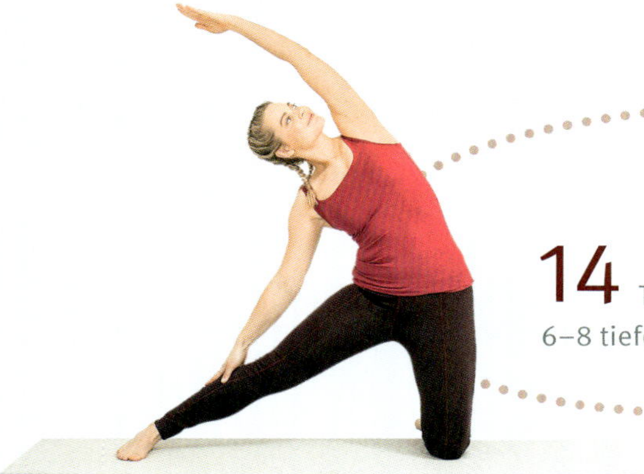

14 Tor (Seite 63), pro Seite 6–8 tiefe Atemzüge

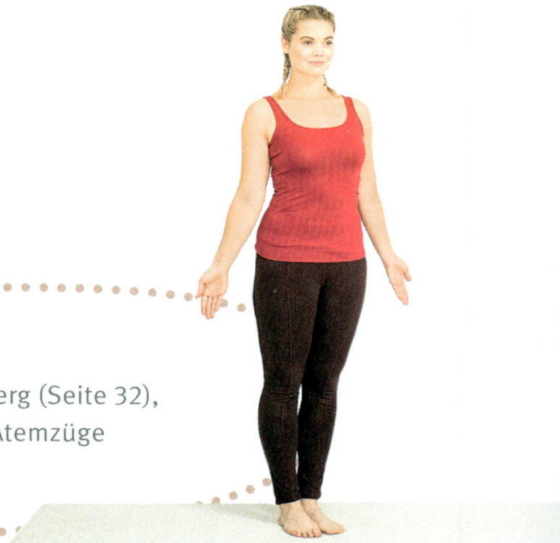

15 Berg (Seite 32), 20 tiefe Atemzüge

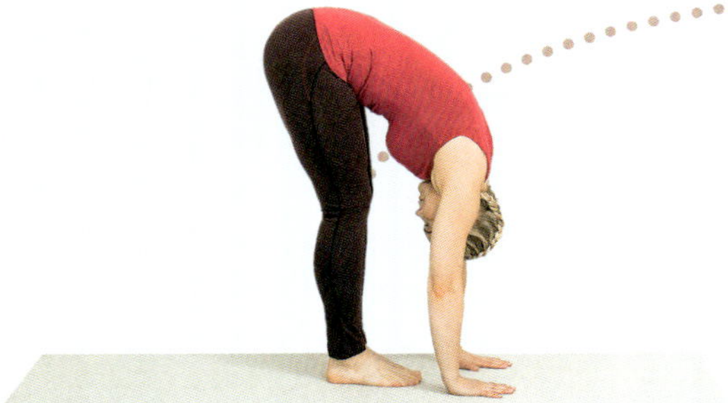

16 Stehende Vorbeuge (Seite 38), 6–10 tiefe Atemzüge

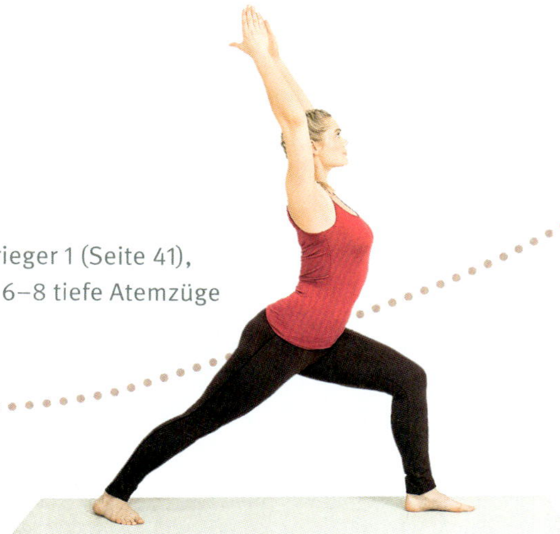

17 Krieger 1 (Seite 41), pro Seite 6–8 tiefe Atemzüge

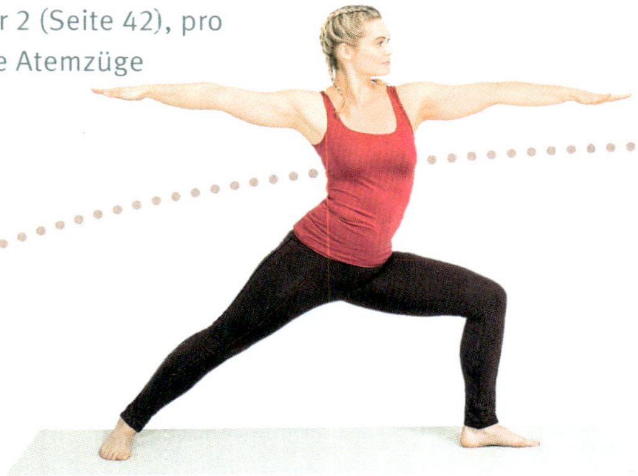

18 Krieger 2 (Seite 42), pro Seite 6–8 tiefe Atemzüge

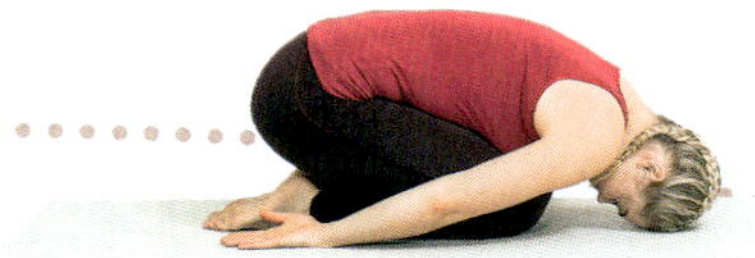

19 Stellung des Kindes (Seite 76), ca. 2 Min. entspannen

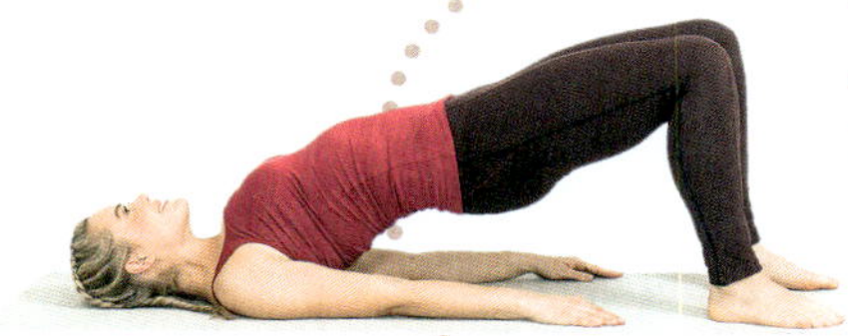

20 Schulterbrücke (Seite 62), 3 × 4–6 tiefe Atemzüge

21 Halber Pflug (Seite 54), 3 × je rechts, links und beide Beine

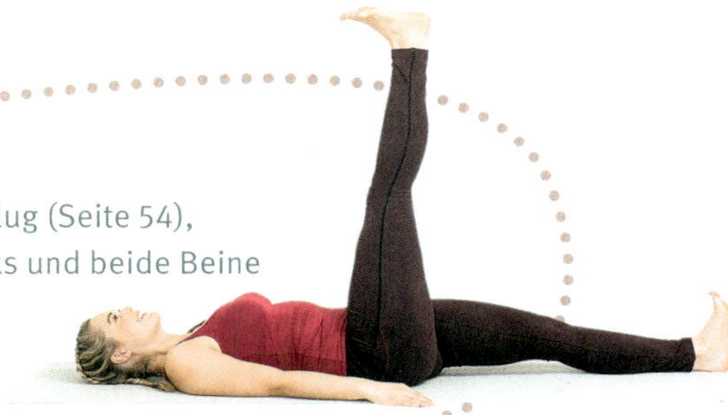

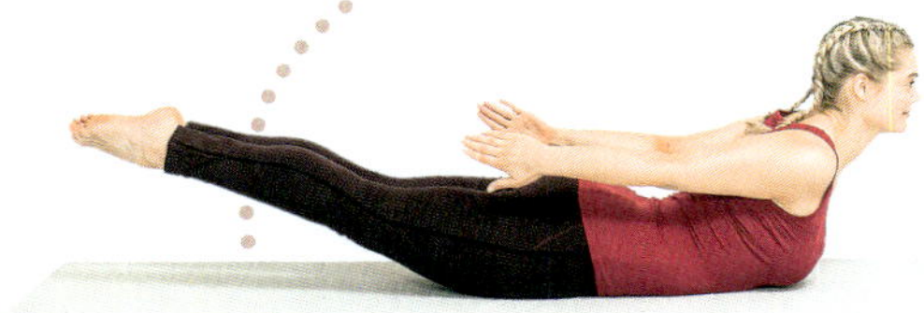

22 Heuschrecke (Seite 58), 3 × 4–6 tiefe Atemzüge (bzw. solange es mit gleichmäßiger Atmung möglich ist)

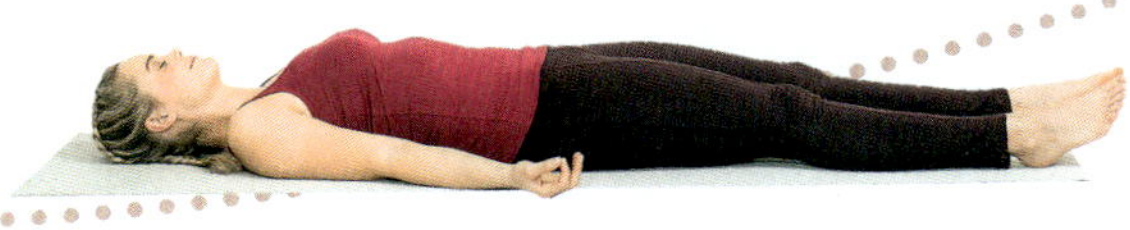

23 Totenstellung (Seite 84), mind. 5 Min.

Langer Basis-Flow 2

Auch dieser lange Basis-Flow hat eine wohltuende Wirkung auf Ihre Bauchgegend. Variieren Sie zwischen den beiden langen Basis-Flows und bringen Sie so Abwechslung in Ihre Yoga-Praxis. **Dauer:** ca. 60 Min. inkl. Aufwärmen mit 3–5 Runden Sonnengruß. **Abschluss:** Atemübung und/ oder Meditation.

1 Einfache Atemmeditation (Seite 92), z. B. in der einfachen Sitzhaltung (Seite 74), ca. 3 Min.

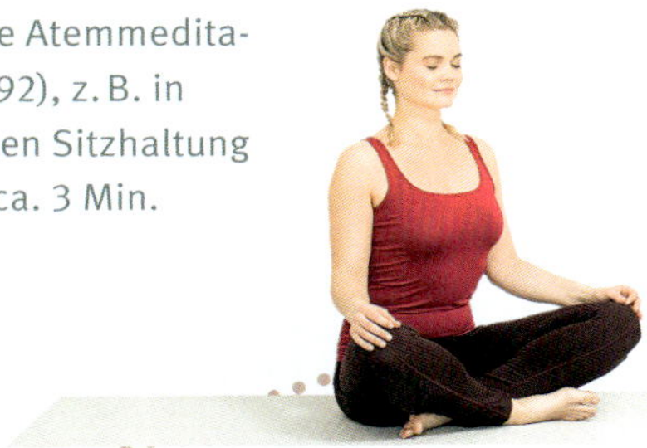

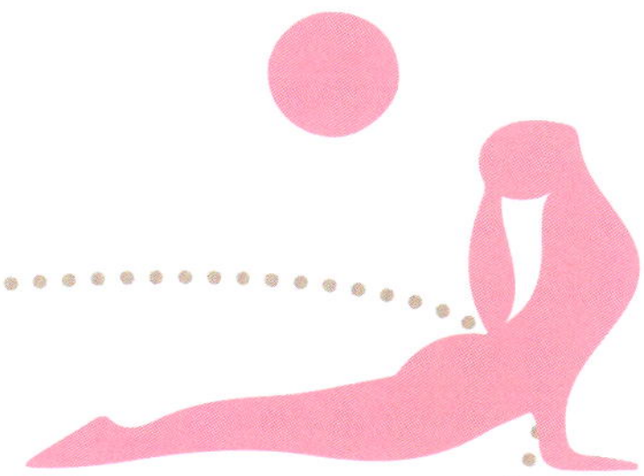

2 3–5 Runden Sonnengruß (Seite 94)

3 Berg (Seite 32), 10–20 tiefe Atemzüge

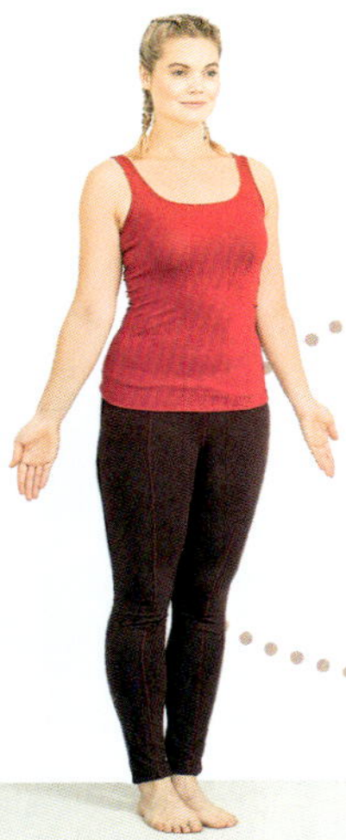

4 Stehende Vorbeuge (Seite 38), 6–10 tiefe Atemzüge

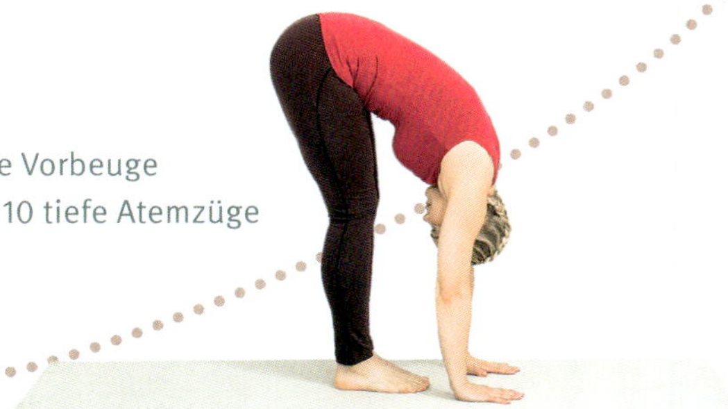

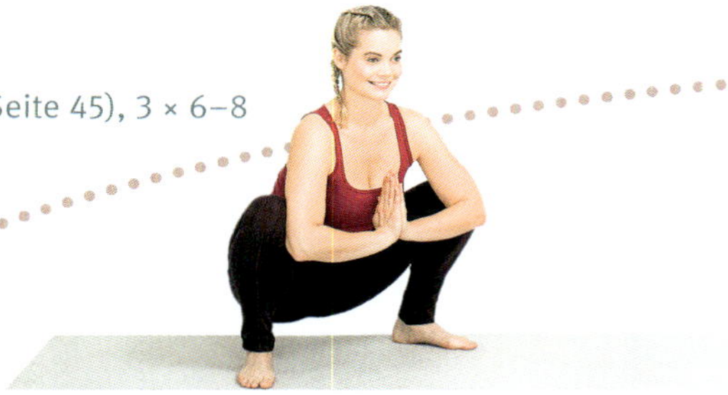

5 Girlande (Seite 45), 3 × 6–8 tiefe Atemzüge

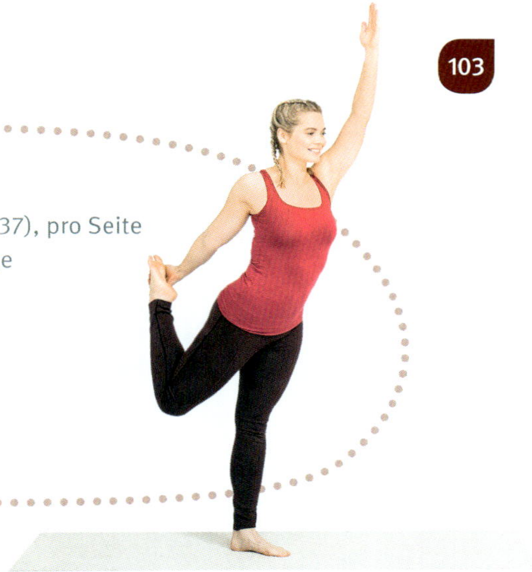

6 Tänzer (Seite 37), pro Seite 6–8 tiefe Atemzüge

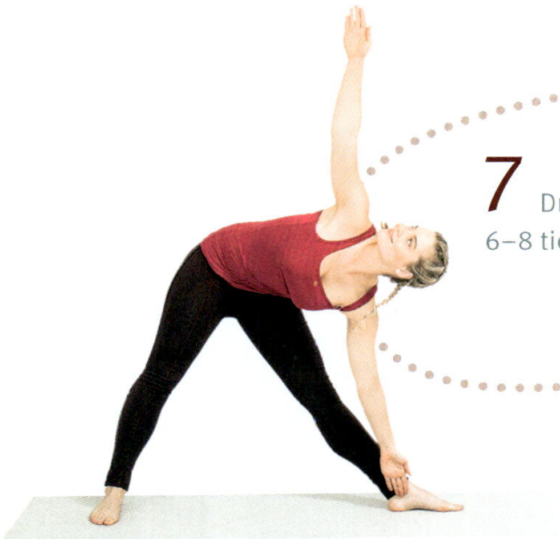

7 Dreieck (Seite 39), pro Seite 6–8 tiefe Atemzüge

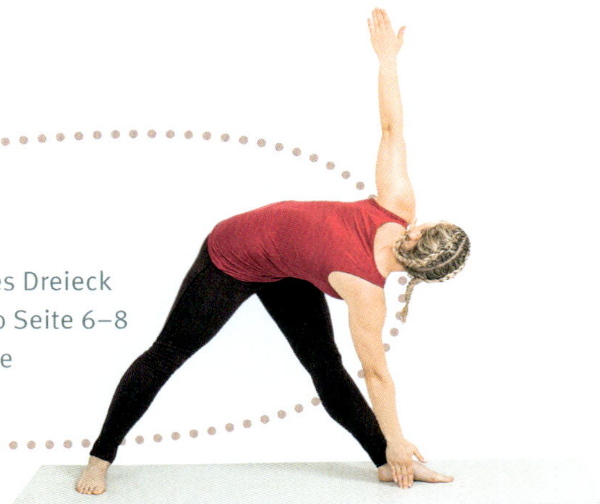

8 Gedrehtes Dreieck (Seite 40), pro Seite 6–8 tiefe Atemzüge

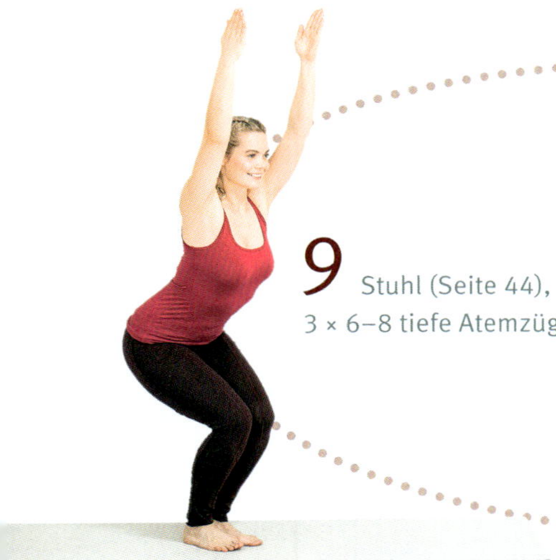

9 Stuhl (Seite 44), 3 × 6–8 tiefe Atemzüge

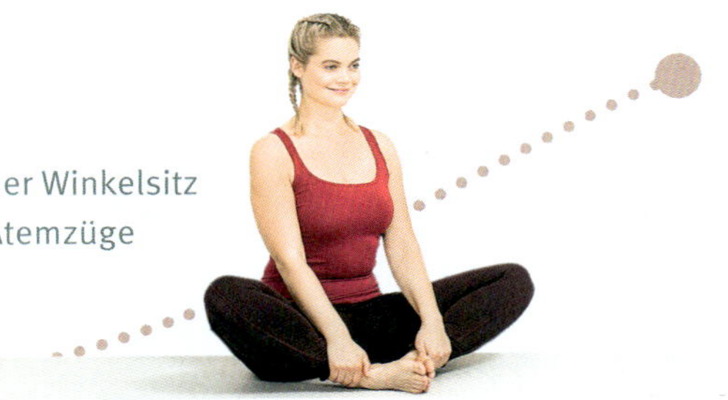

10 Geschlossener Winkelsitz (Seite 80), 20 tiefe Atemzüge

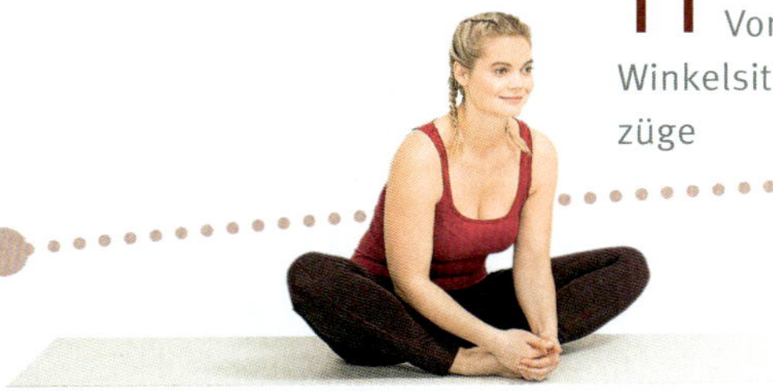

11 Vorgebeugter geschlossener Winkelsitz (Seite 80), 20 tiefe Atemzüge

12 Offene Winkelhaltung (Seite 50), 2 × 15–20 tiefe Atemzüge

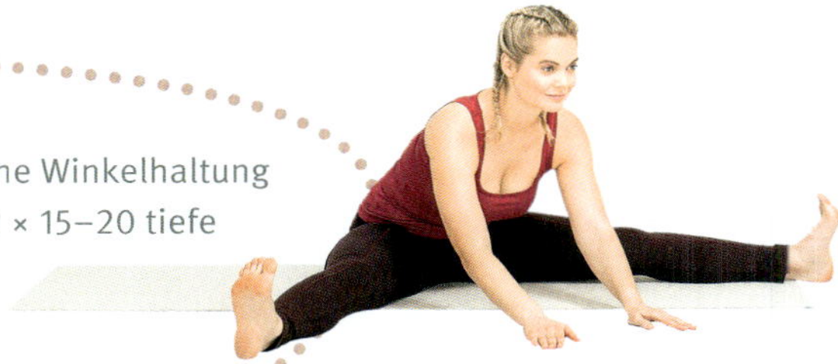

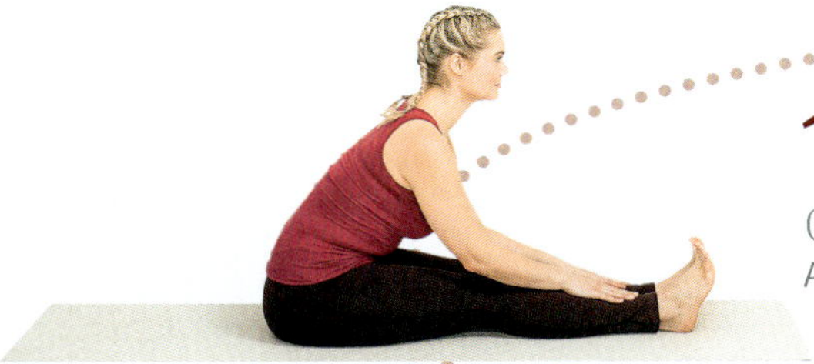

13 Sitzende Vorbeuge (Seite 47), 2 × 10–15 tiefe Atemzüge

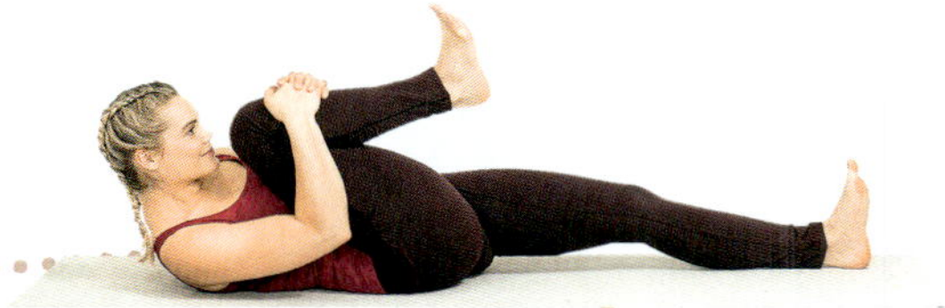

14 Windlösende Stellung (Seite 48), 3 × 4–6 tiefe Atemzüge (rechts, links, beide Beine)

15 Modifizierter Fisch (Seite 59), 2 × 6–8 tiefe Atemzüge – gerne im Wechsel mit Übung **16**

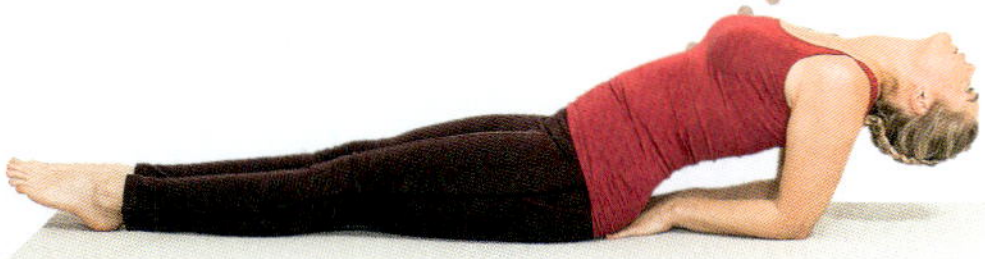

16 Stellung des Kindes (Seite 76), 20 tiefe Atemzüge

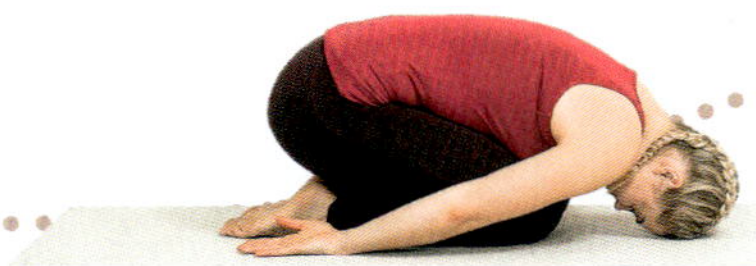

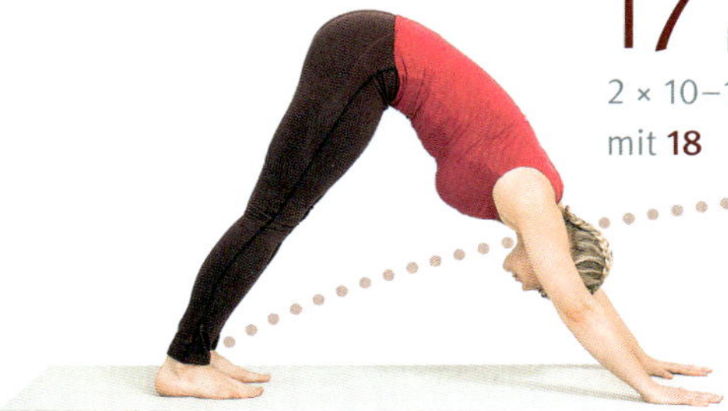

17 Herabschauender Hund (Seite 55), 2 × 10–15 tiefe Atemzüge – gerne im Wechsel mit **18**

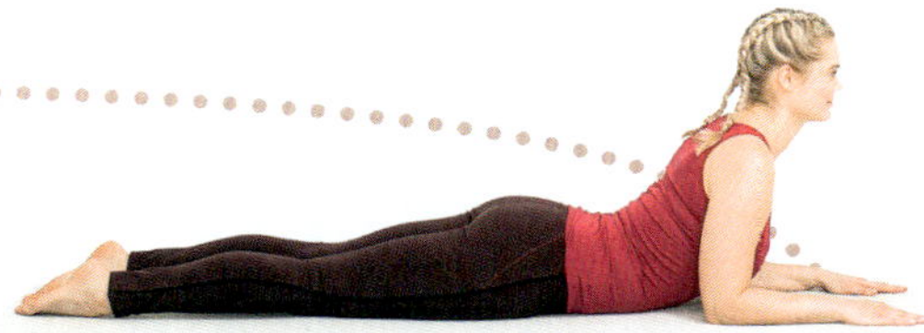

18 Sphinx (Seite 56), 2 × 10–15 tiefe Atemzüge

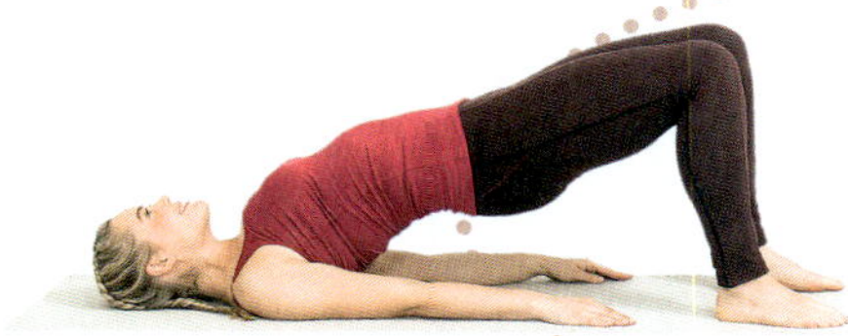

19 Schulterbrücke (Seite 62), 3 × 4–6 tiefe Atemzüge

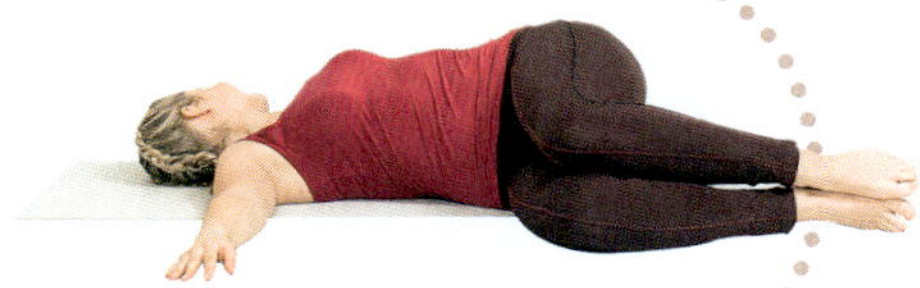

20 Krokodil (Seite 82), pro Seite 6–8 tiefe Atemzüge

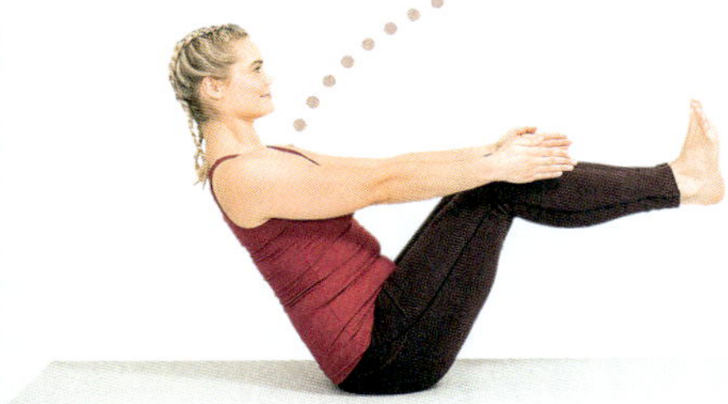

21 Boot (Seite 73), 3 × 4–6 tiefe Atemzüge (bzw. solange es mit gleichmäßiger Atmung möglich ist)

22 Totenstellung (Seite 84), mind. 5 Min.

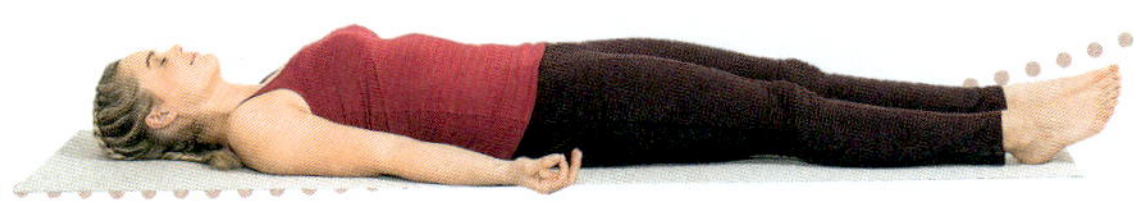

Flow zur Anregung der Verdauung

Zum Ankurbeln der Verdauung und zur Kräftigung der Bauchorgane (unabhängig von speziellen Beschwerden). **Dauer:** ca. 15 Min. **Kombinationsmöglichkeiten:** Sonnengruß (Seite 94) zum Aufwärmen (2–3 Runden: 5 Min.) oder anderer Flow. **Abschluss:** Atemübung und/oder Meditation.

1 Einfache Atemmeditation (Seite 92), z. B. im Fersensitz (Seite 75), ca. 3 Min.

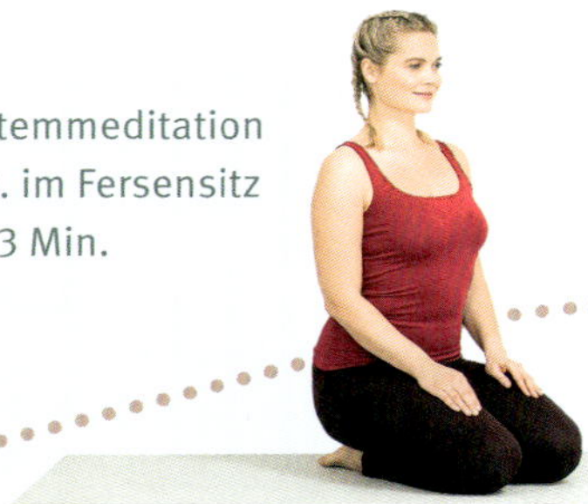

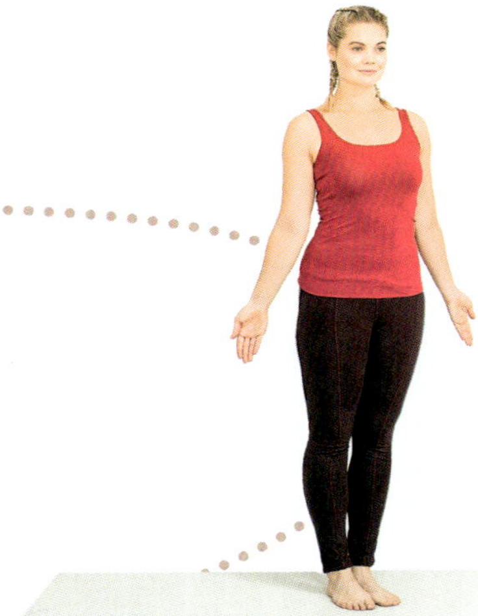

2 Berg (Seite 32), 10–20 tiefe Atemzüge

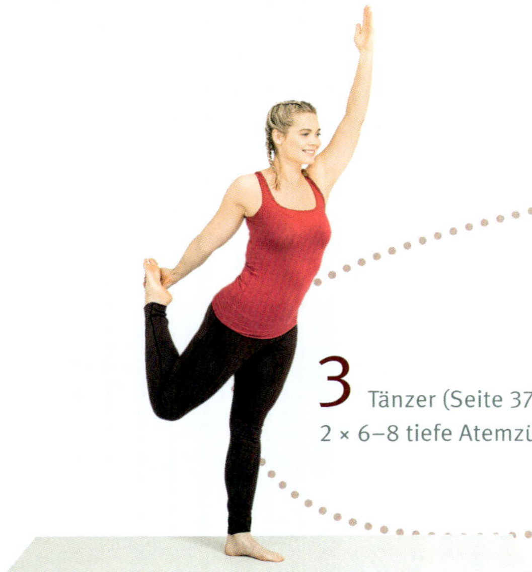

3 Tänzer (Seite 37), 2 × 6–8 tiefe Atemzüge

4 Dreieck (Seite 39), pro Seite 6–8 tiefe Atemzüge

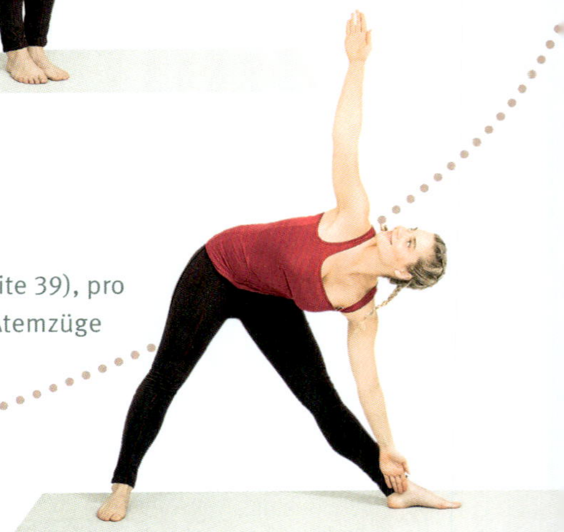

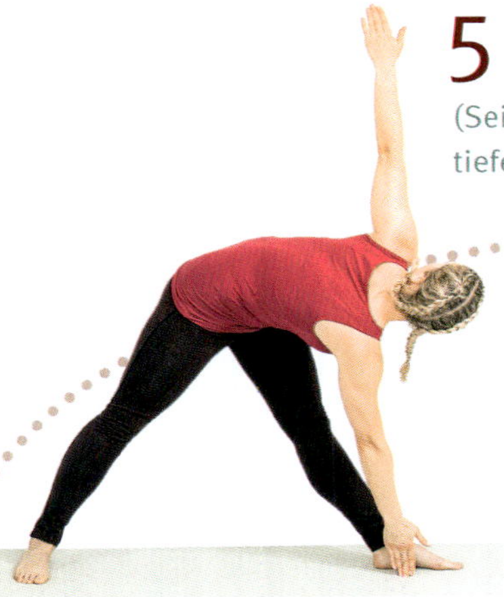

5 Gedrehtes Dreieck (Seite 40), pro Seite 6–8 tiefe Atemzüge

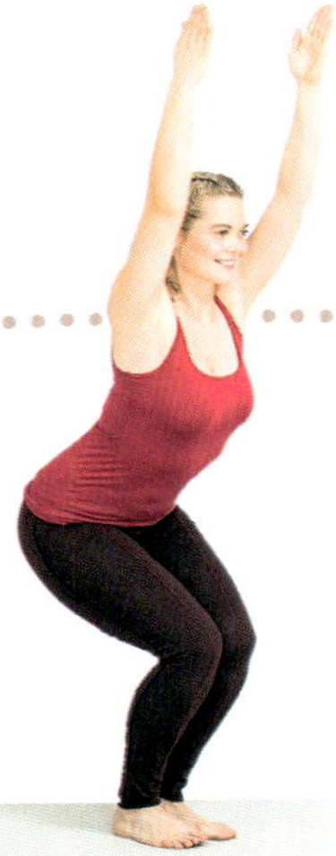

6 Stuhl (Seite 44), 2 × 6–8 tiefe Atemzüge

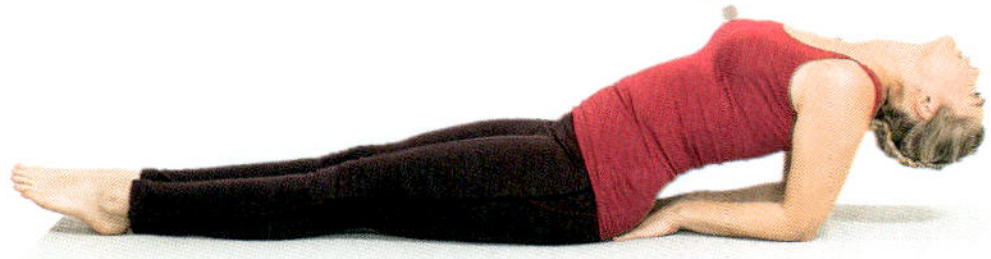

7 Modifizierter Fisch (Seite 59), 2 × 6–8 tiefe Atemzüge – gerne im Wechsel mit Übung **8**

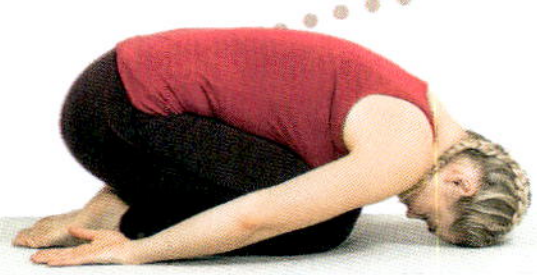

8 Stellung des Kindes (Seite 76), 20 tiefe Atemzüge

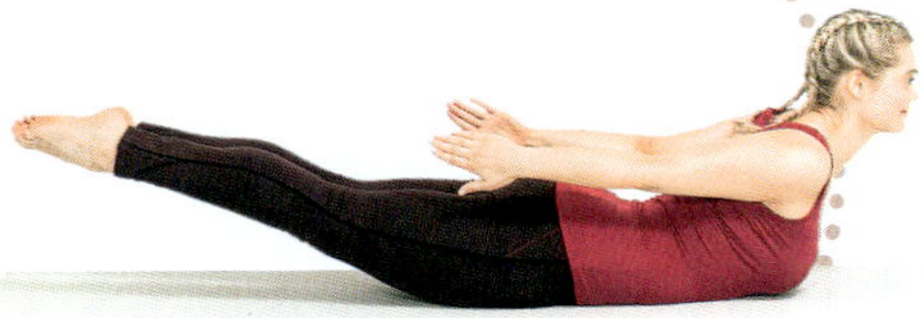

9 Heuschrecke (Seite 58), 3 × 4–6 tiefe Atemzüge (bzw. solange es mit gleichmäßiger Atmung möglich ist)

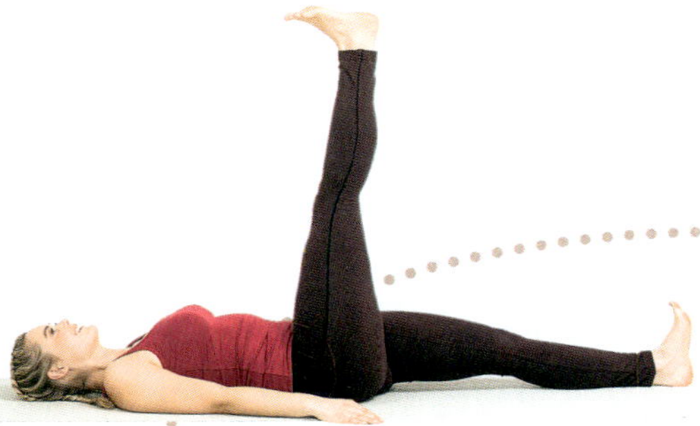

10 Halber Pflug (Seite 54), 3 x je rechts, links und beide Beine

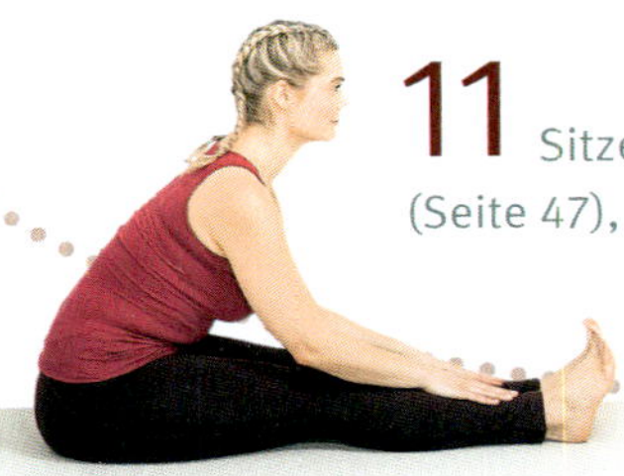

11 Sitzende Vorwärtsbeuge (Seite 47), 2 × 10–15 tiefe Atemzüge

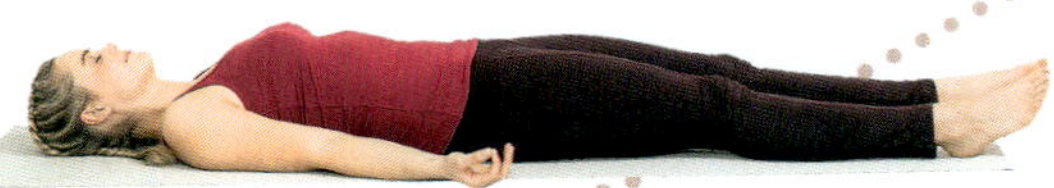

12 Totenstellung (Seite 84), mind. 3 Min.

Flow bei Verstopfung

Zur Vorbeugung und Besserung von Verstopfungsbeschwerden. **Dauer:** ca. 15 Min. **Kombinationsmöglichkeiten:** Sonnengruß (Seite 94) zum Aufwärmen (2–3 Runden: 5 Min.) oder anderer Flow. **Abschluss:** Feueratmung (Seite 90).

1 Einfache Atemmeditation (Seite 92), z. B. in der einfachen Sitzhaltung (Seite 74), ca. 3 Min.

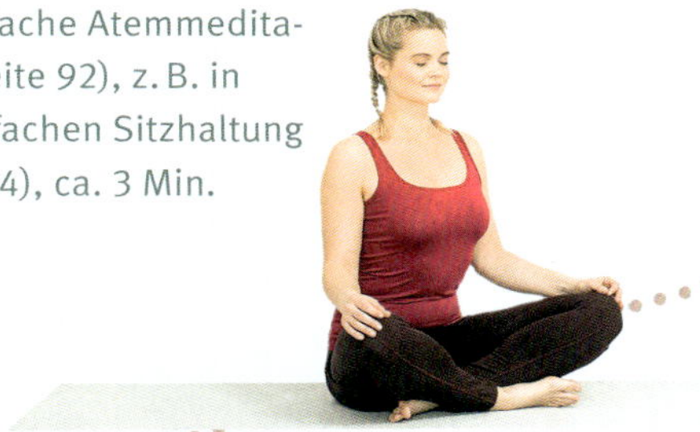

2 Sitzende Vorbeuge (Seite 47), 2 × 10–15 tiefe Atemzüge

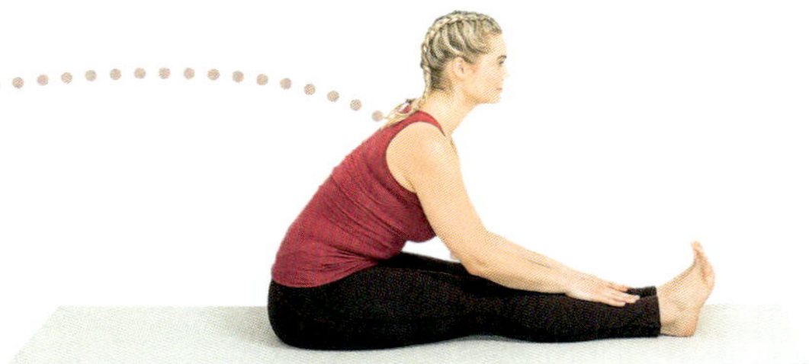

3 Windlösende Stellung (Seite 48), 3 × 4–6 tiefe Atemzüge (rechts, links, beide Beine)

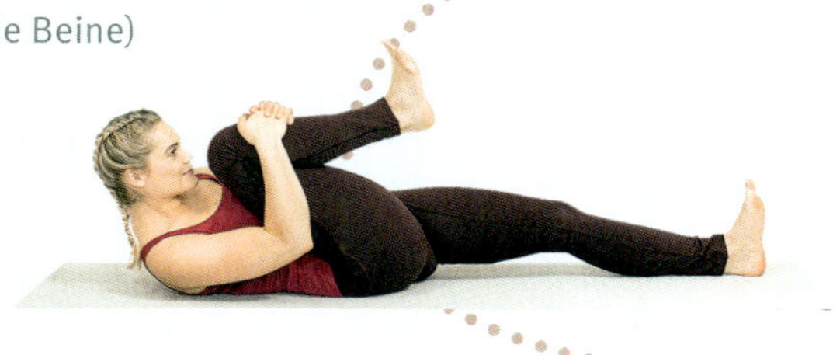

4 Heuschrecke (Seite 58), 2 × 4–6 tiefe Atemzüge (bzw. solange es mit gleichmäßiger Atmung möglich ist)

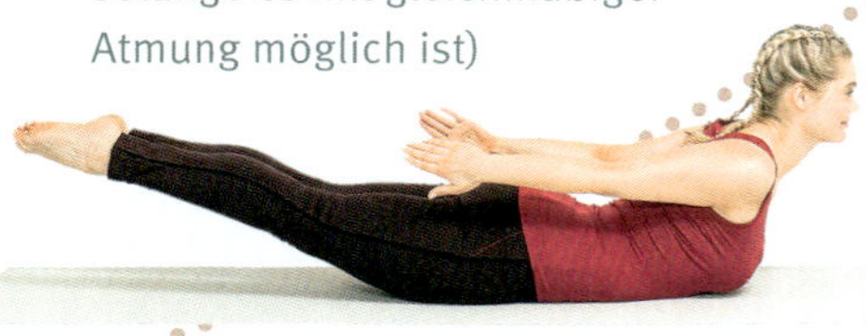

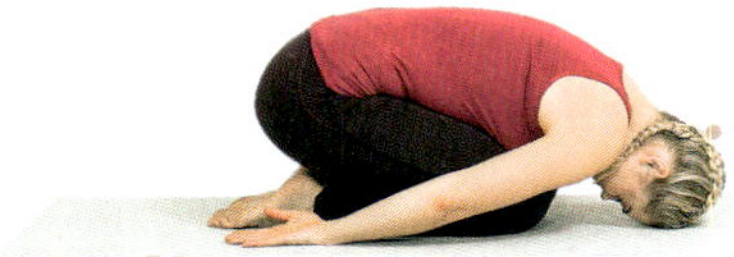

5 Stellung des Kindes (Seite 76), 20 tiefe Atemzüge

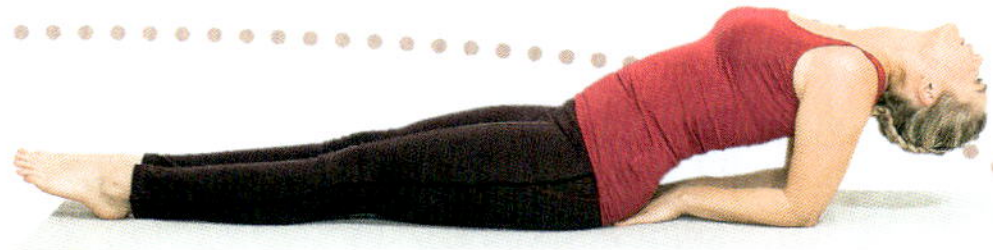

6 Modifizierter Fisch (Seite 59), 2 × 6–8 tiefe Atemzüge – gerne im Wechsel mit Übung **7**

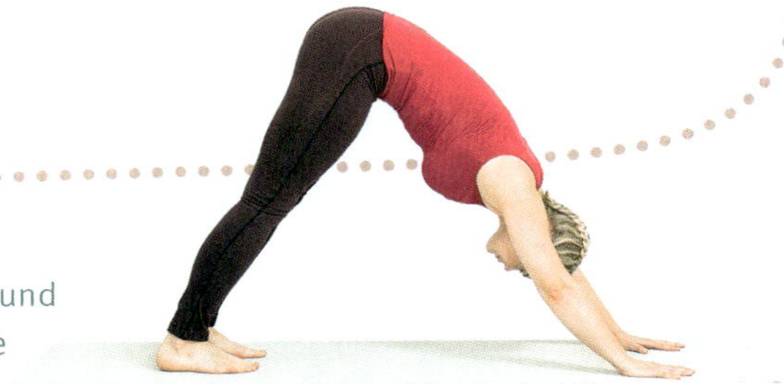

7 Herabschauender Hund (Seite 55), 2 × 10–15 tiefe Atemzüge

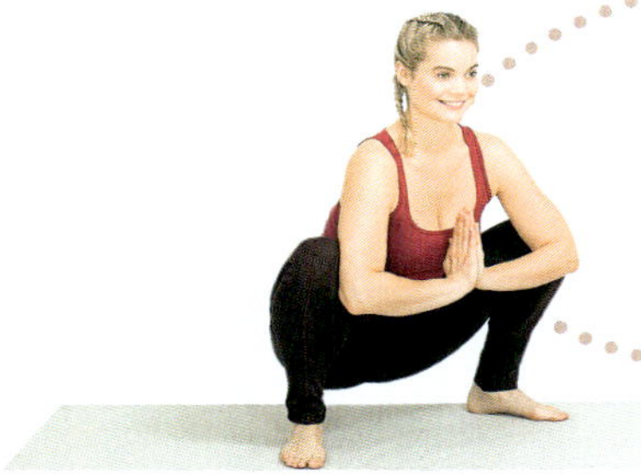

8 Girlande (Seite 45), 2 × 6–8 tiefe Atemzüge

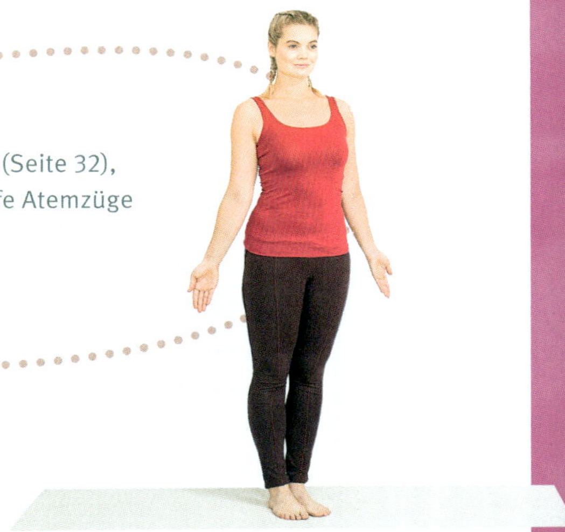

9 Berg (Seite 32), 10–20 tiefe Atemzüge

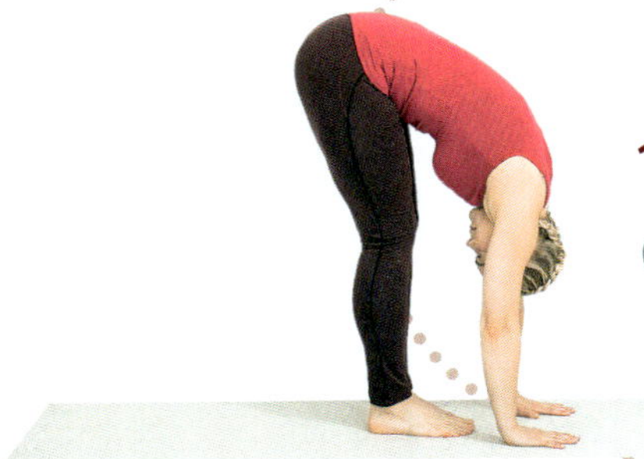

10 Stehende Vorbeuge (Seite 38), 6–10 tiefe Atemzüge

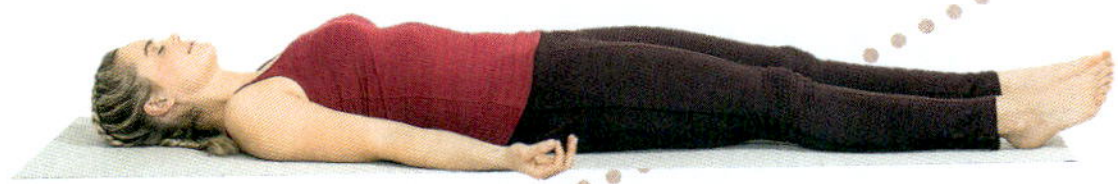

11 Totenstellung (Seite 84), mind. 3 Min.

Flow bei Durchfall

Zur Vorbeugung und Linderung von Durchfallbeschwerden. **Dauer:** ca. 15 Min. **Kombinationsmöglichkeiten:** Sonnengruß (Seite 94) zum Aufwärmen (2–3 Runden: 5 Min.) oder anderer Flow. **Abschluss:** Bienenatmung (Seite 91), Wechselatmung (Seite 88) oder Meditation.

1 Einfache Atemmeditation (Seite 92), z. B. im Fersensitz (Seite 75), ca. 3 Min.

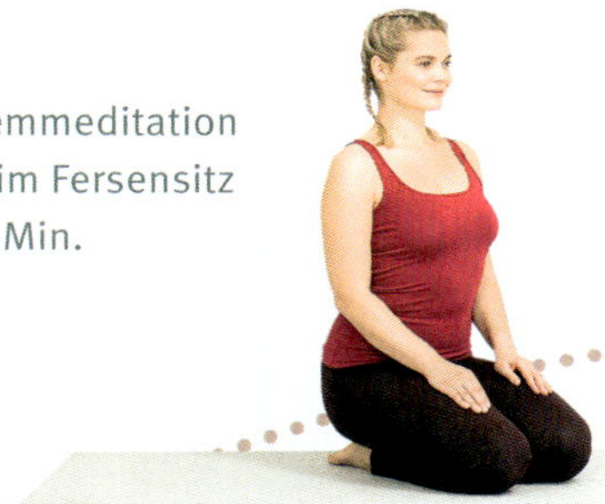

2 Drehsitz (Seite 53), pro Seite 6–8 tiefe Atemzüge

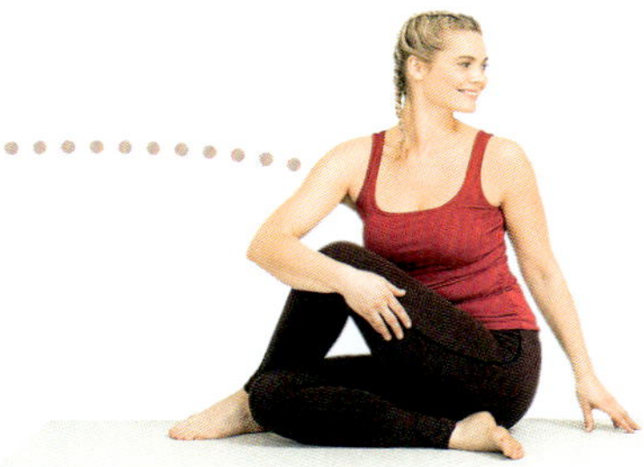

3 Krokodil (Seite 82), pro Seite 6–8 tiefe Atemzüge

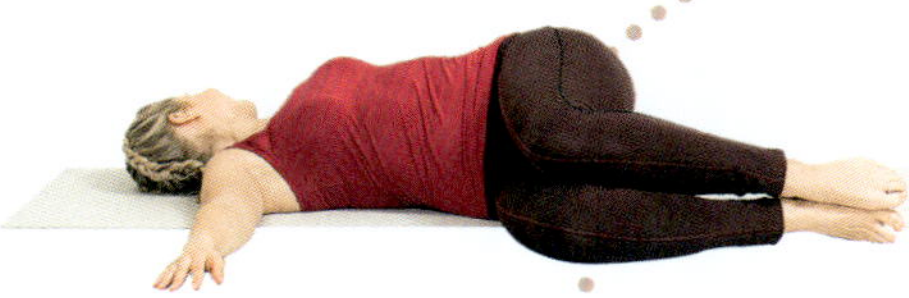

4 Kuh-und-Katze-Flow (Seite 78), 20 × im Atemrhythmus

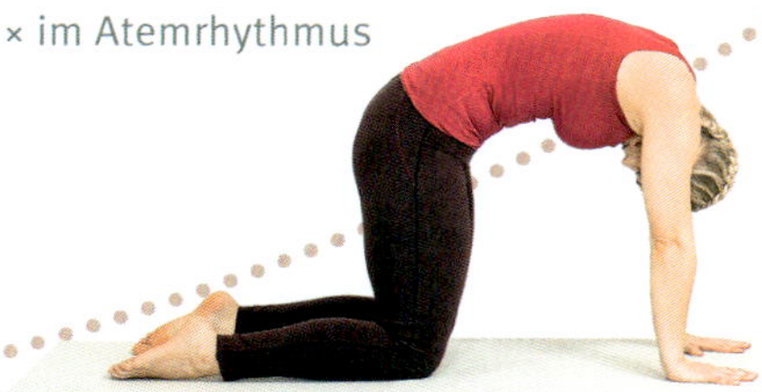

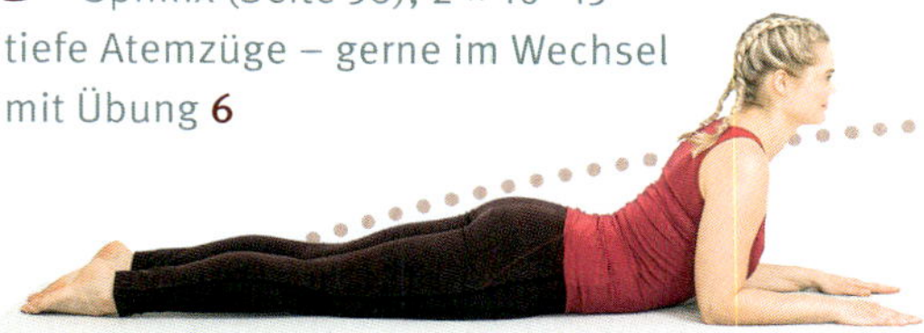

5 Sphinx (Seite 56), 2 × 10–15 tiefe Atemzüge – gerne im Wechsel mit Übung **6**

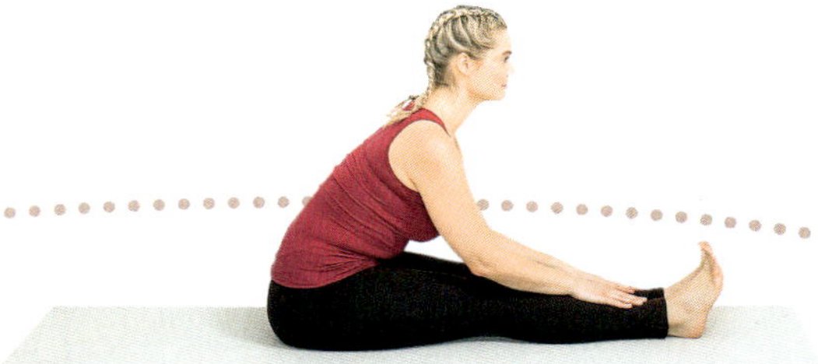

6 Sitzende Vorbeuge (Seite 47), 2 × 10–15 tiefe Atemzüge

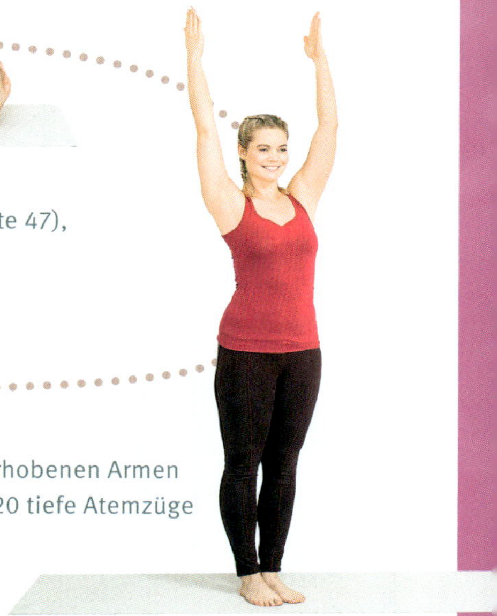

7 Berg mit erhobenen Armen (Seite 34), 10–20 tiefe Atemzüge

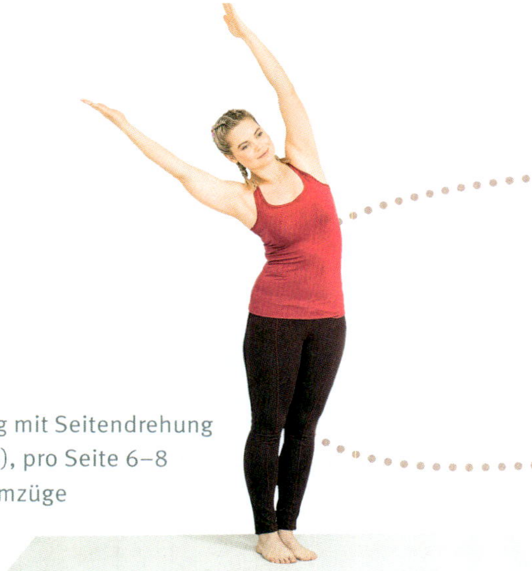

8 Berg mit Seitendrehung (Seite 35), pro Seite 6–8 tiefe Atemzüge

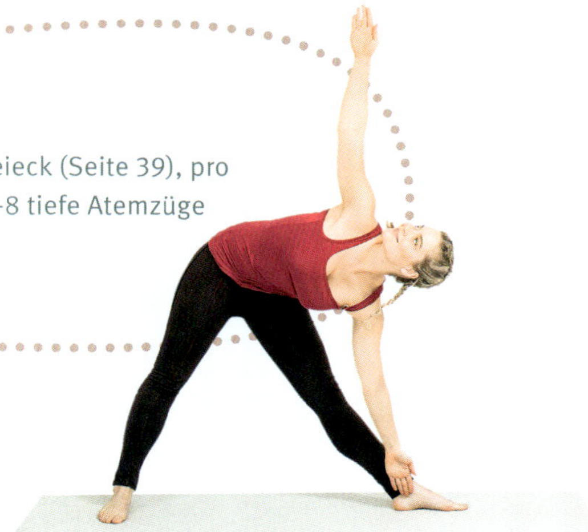

9 Dreieck (Seite 39), pro Seite 6–8 tiefe Atemzüge

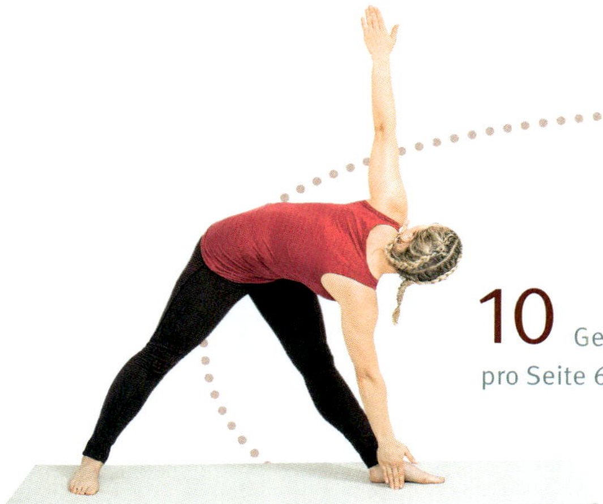

10 Gedrehtes Dreieck (Seite 40), pro Seite 6–8 tiefe Atemzüge

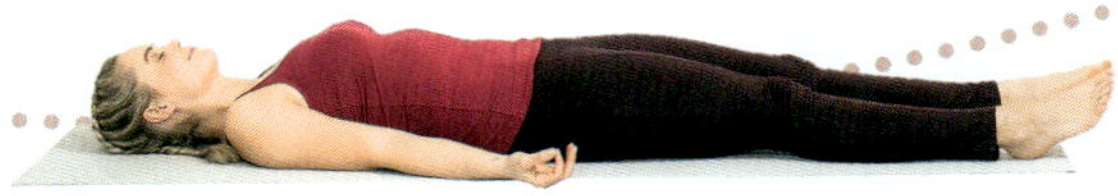

11 Totenstellung (Seite 84), mind. 3 Min.

Flow bei Blähungen

Zur Vorbeugung und Besserung von Blähungen und Linderung von Spannungsgefühlen in der Bauchgegend. **Dauer:** ca. 15 Min. **Kombinationsmöglichkeiten:** Sonnengruß (Seite 94) zum Aufwärmen (2–3 Runden: 5 Min.) oder anderer Flow. **Abschuss:** Atemübung und/oder Meditation.

1 Einfache Atemmeditation (Seite 92), z. B. in der einfachen Sitzhaltung (Seite 74), ca. 3 Min.

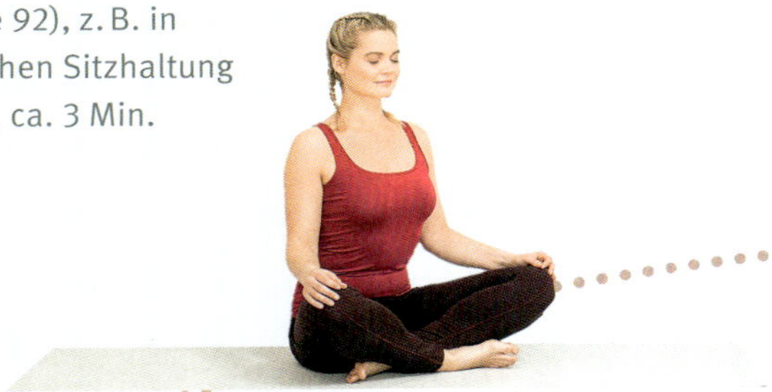

2 Baum (Seite 33), pro Seite 6–8 tiefe Atemzüge

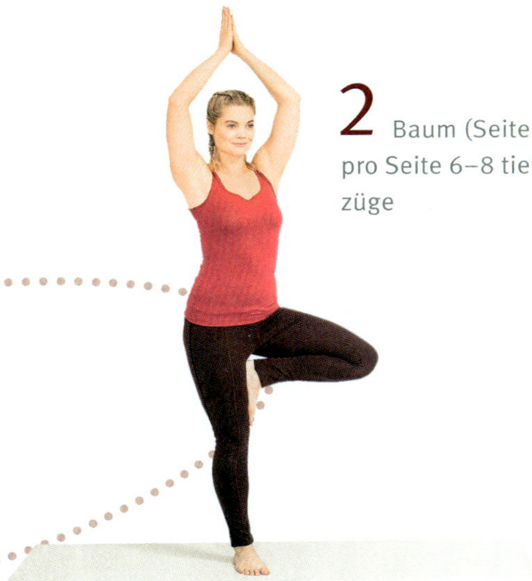

3 Stehende Vorbeuge (Seite 38), 6–10 tiefe Atemzüge

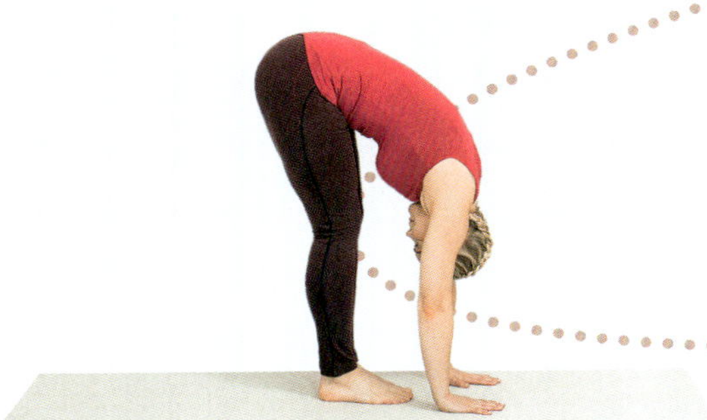

4 Halbmond (Seite 60) oder Sprinter (Seite 60), pro Seite 6–8 tiefe Atemzüge

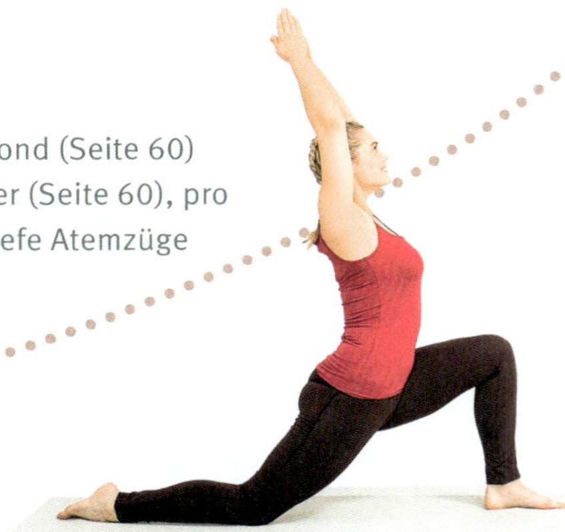

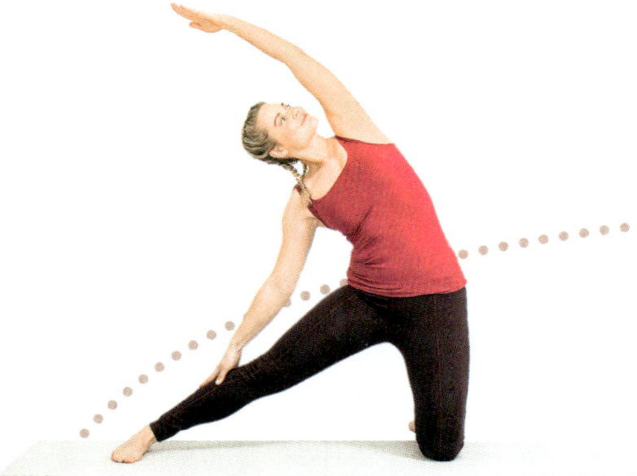

5 Tor (Seite 63), pro Seite 6–8 tiefe Atemzüge

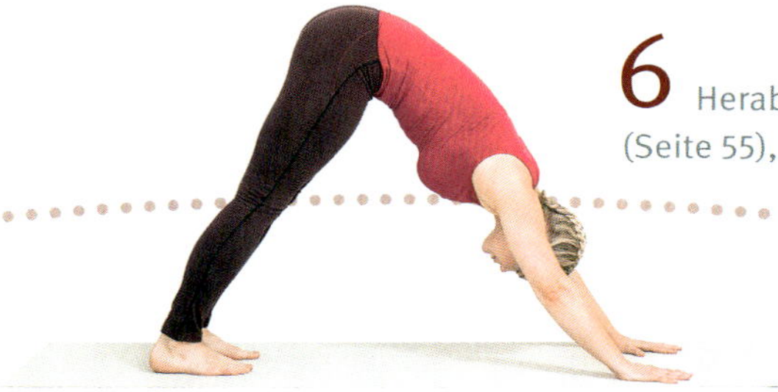

6 Herabschauender Hund (Seite 55), 2 × 10–15 tiefe Atemzüge

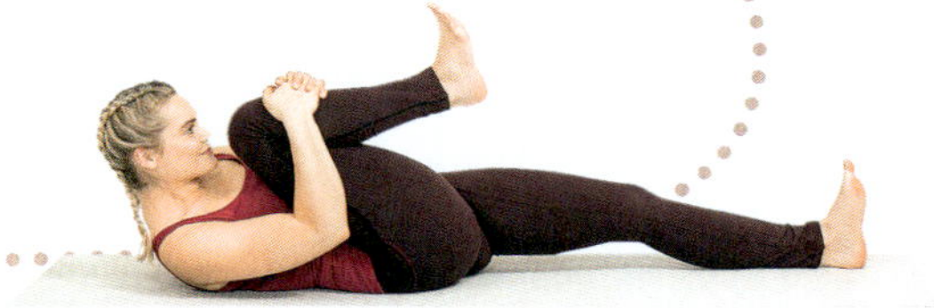

7 Windlösende Stellung (Seite 48), 3 × 4–6 tiefe Atemzüge (rechts, links, beide Beine)

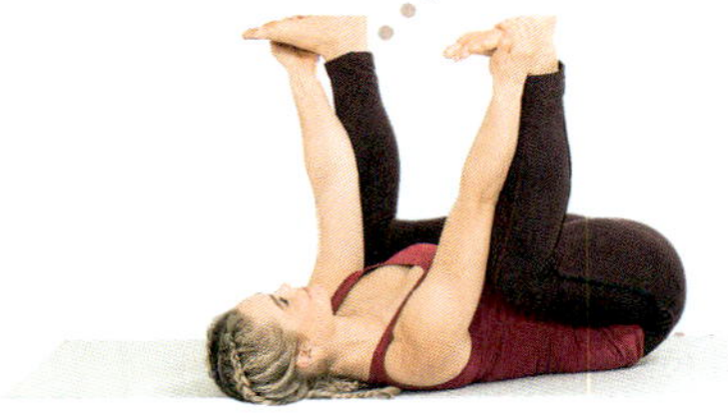

8 Glückliches Baby (Seite 76), 15–20 tiefe Atemzüge

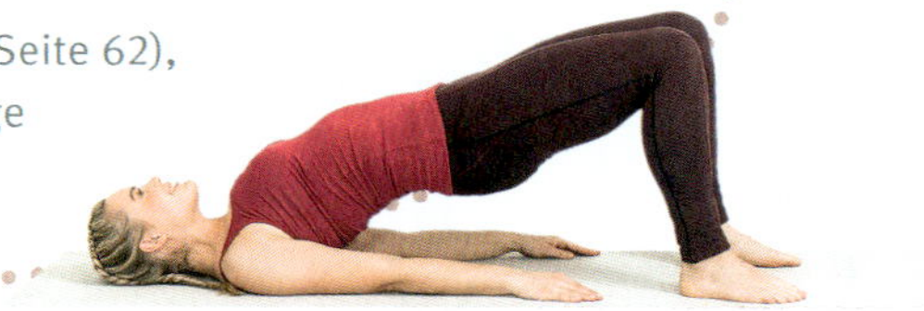

9 Schulterbrücke (Seite 62), 2 × 4–6 tiefe Atemzüge

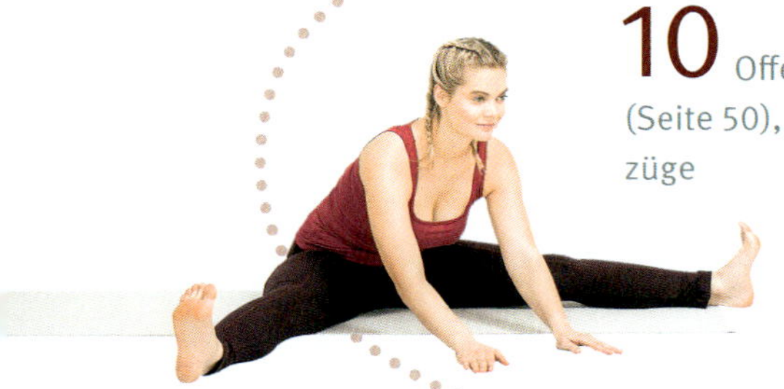

10 Offene Winkelhaltung (Seite 50), 2 × 10–15 tiefe Atem-züge

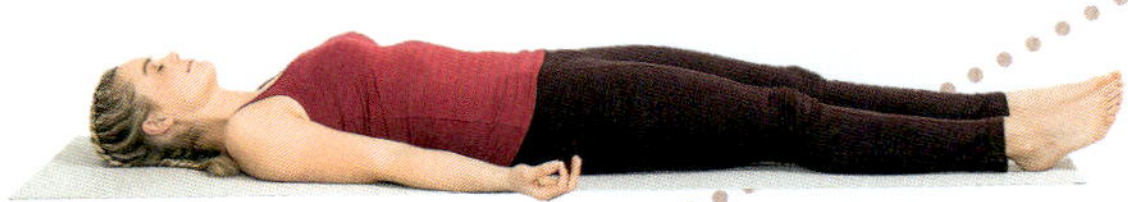

11 Totenstellung (Seite 84), mind. 3 Min.

Flow bei Reizdarmsyndrom

Gut geeignet, um das allgemeine Wohlbefinden zu verbessern (mit Fokus auf die Bauchgegend). **Dauer:** ca. 20 Min. **Kombinationsmöglichkeiten:** Sonnengruß (Seite 94) zum Aufwärmen (2–3 Runden: 5 Min.) oder anderer Flow. **Abschluss:** Atemübung und/oder Meditation.

1 Einfache Atemmeditation (Seite 92), z. B. in der einfachen Sitzhaltung (Seite 74), ca. 3 Min.

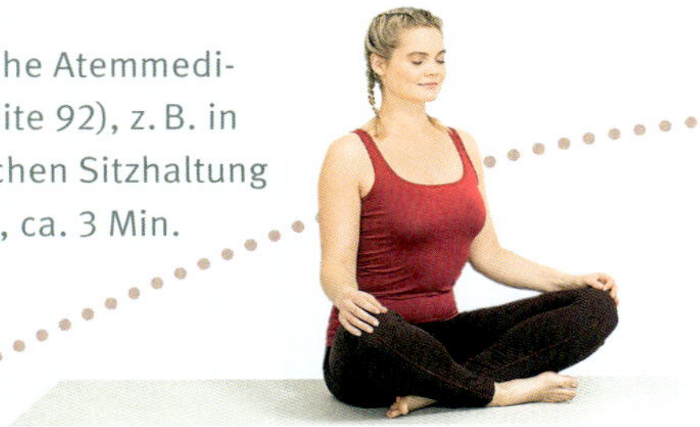

2 Krokodil (Seite 82), pro Seite 6–8 tiefe Atemzüge

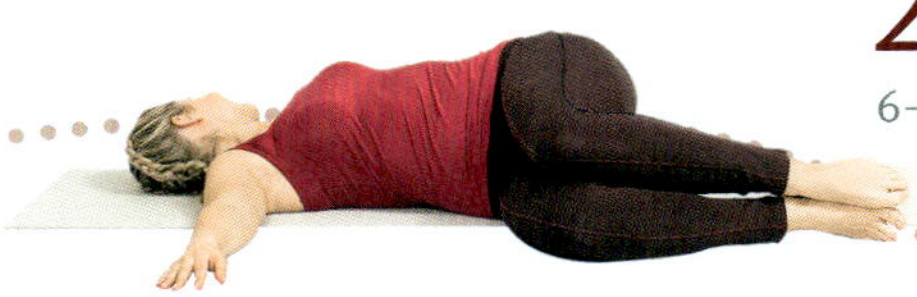

3 Windlösende Stellung (Seite 48), 3 × 4–6 tiefe Atemzüge (rechts, links, beide Beine)

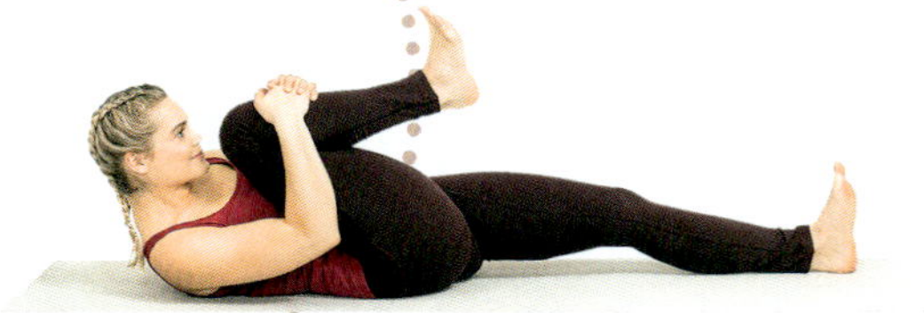

4 Kopf-Knie-Stellung (Seite 51), pro Seite 10–15 tiefe Atemzüge

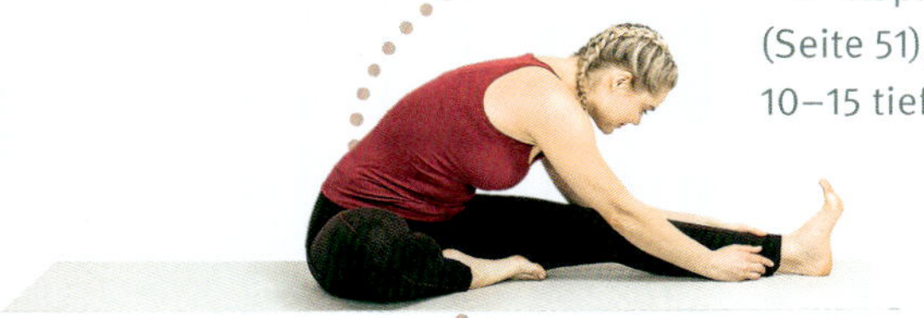

5 Herabschauender Hund (Seite 55), 2 × 10–15 tiefe Atemzüge – gerne im Wechsel mit Übung **6**

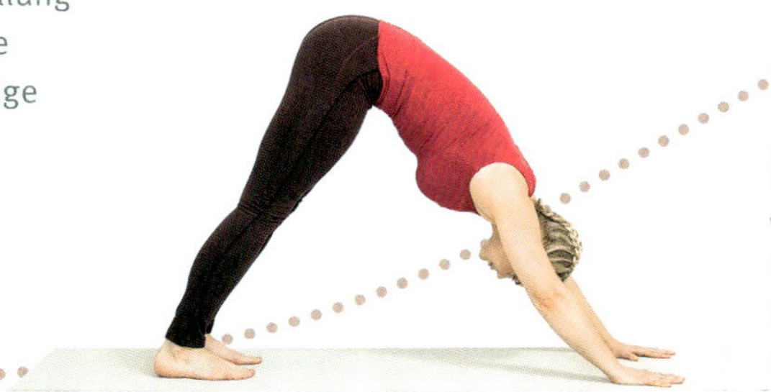

6 Kleine Kobra (Seite 57),
2 × 10–15 tiefe Atemzüge

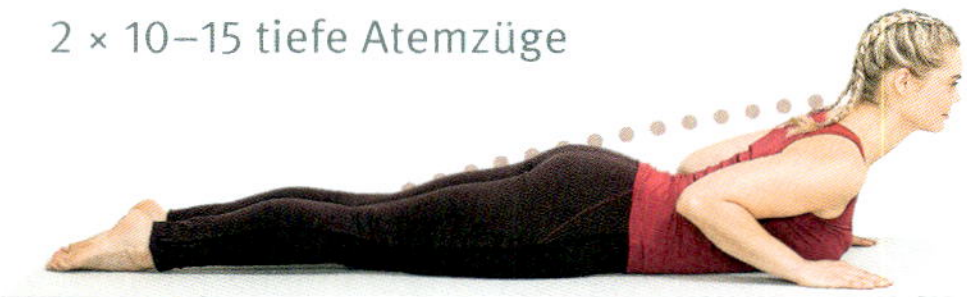

7 Stellung des Kindes (Seite 76),
20 tiefe Atemzüge

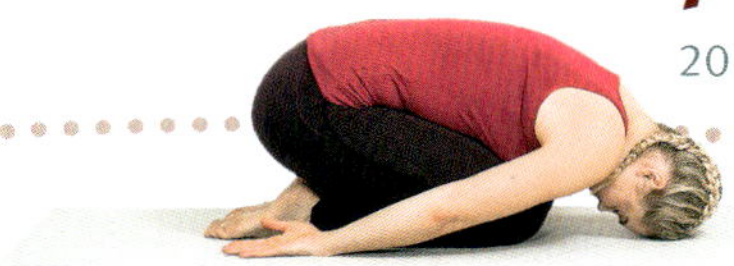

8 Schulterbrücke (Seite 62),
2 × 4–6 tiefe Atemzüge

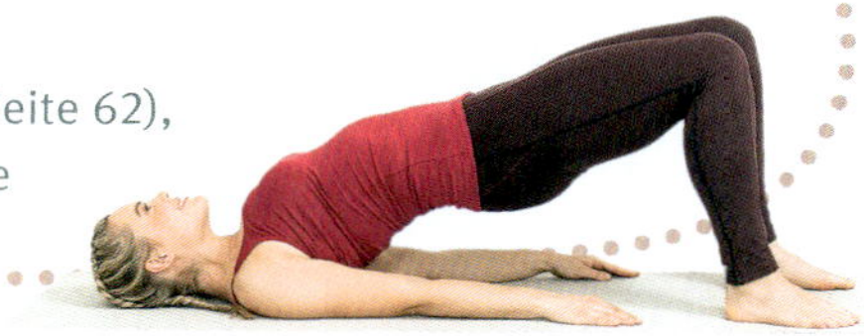

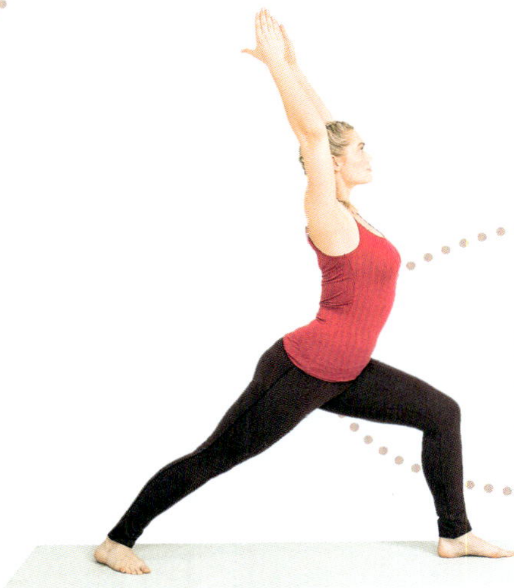

9 Krieger 1 (Seite 41), pro
Seite 6–8 tiefe Atemzüge

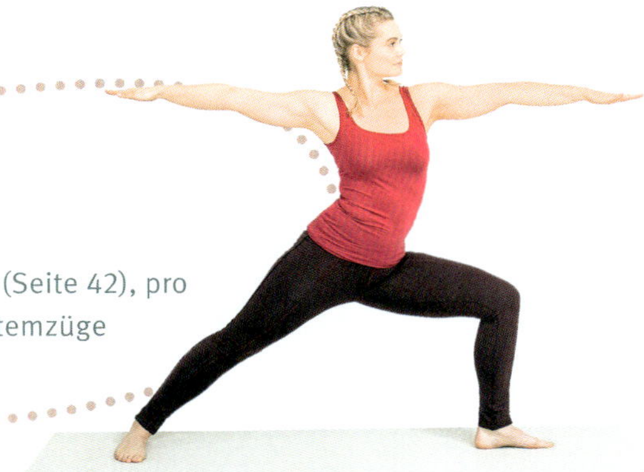

10 Krieger 2 (Seite 42), pro
Seite 6–8 tiefe Atemzüge

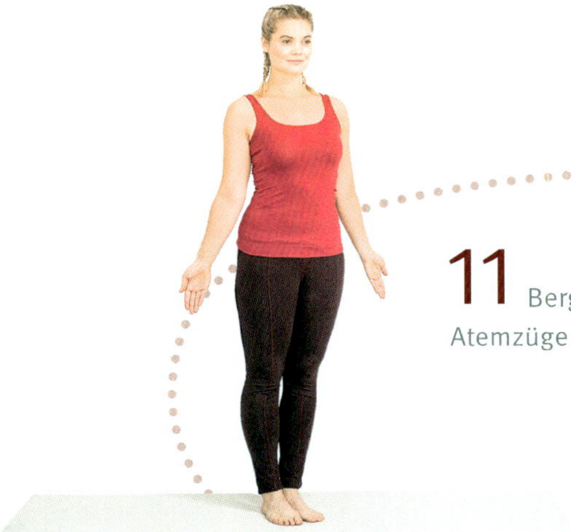

11 Berg (Seite 32), 20 tiefe
Atemzüge

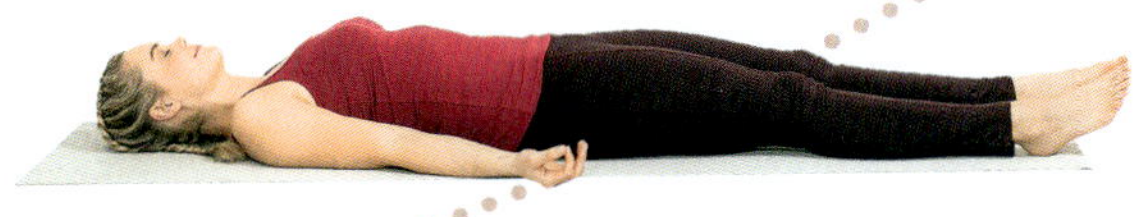

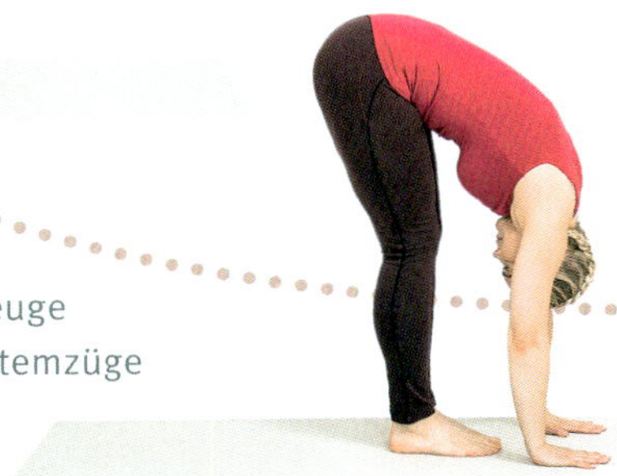

12 Stehende Vorbeuge
(Seite 38), 6–10 tiefe Atemzüge

13 Totenstellung (Seite 84),
mind. 3 Min.

Flow bei chronisch entzündlichen Darmerkrankungen

Führen Sie diesen Flow in Phasen der Remission durch. In aktiven Phasen sprechen Sie sich bitte mit Ihrem Arzt ab. **Dauer:** ca. 20 Min. **Kombinationsmöglichkeiten:** Sonnengruß (Seite 94) zum Aufwärmen (2–3 Runden: 5 Min.) oder anderer Flow. **Abschluss:** Atemübung und/oder Meditation.

1 Einfache Atemmeditation (Seite 92), z. B. im Fersensitz (Seite 75), ca. 3 Min.

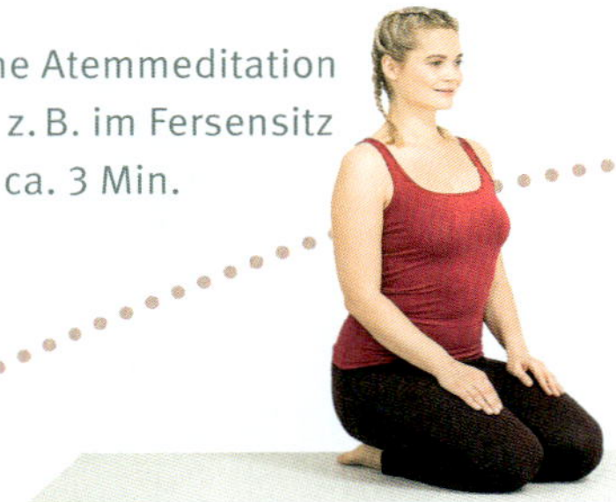

2 Stocksitz (Seite 46), 15–20 tiefe Atemzüge

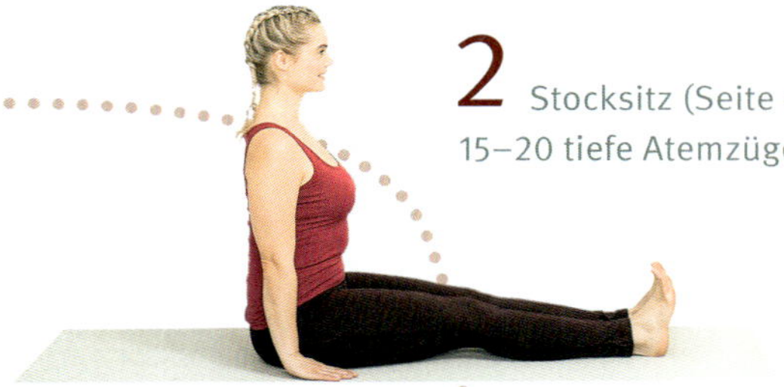

3 Sitzende Vorbeuge (Seite 47), 2 × 10–15 tiefe Atemzüge

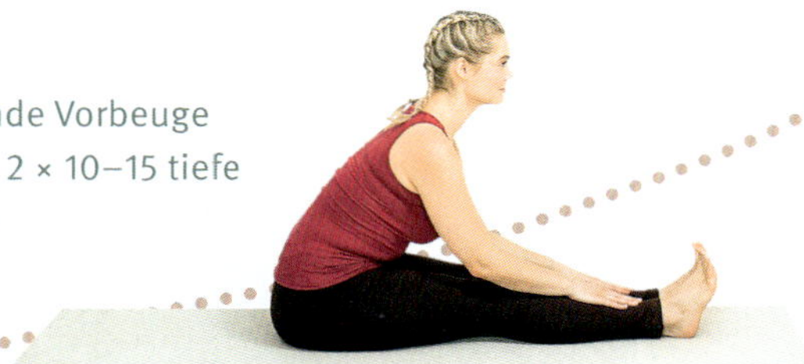

4 Windlösende Stellung (Seite 48), 3 × 4–6 tiefe Atemzüge (rechts, links, beide Beine)

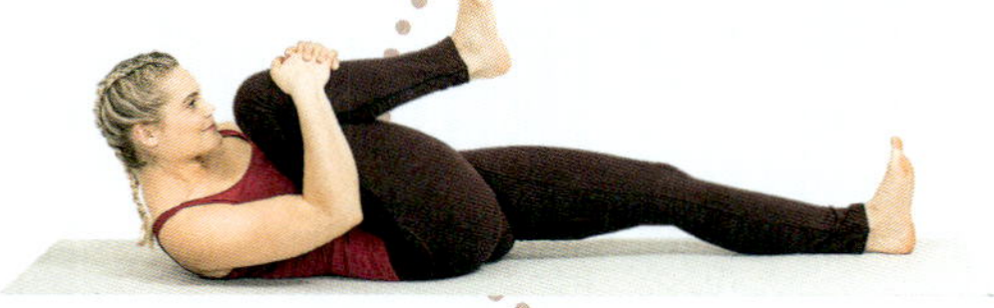

5 Kuh-und-Katze-Flow (Seite 78), 20 × im Atemrhythmus

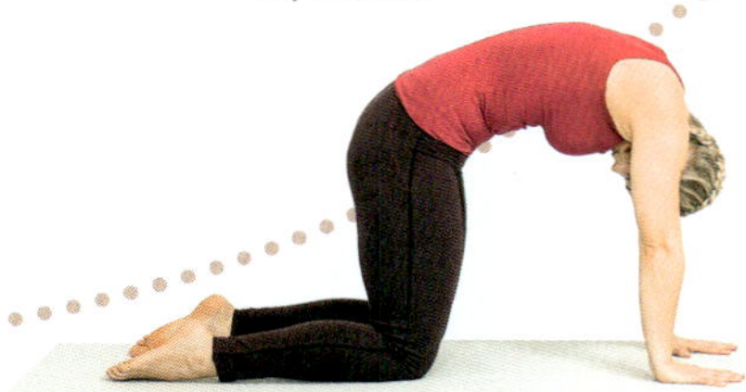

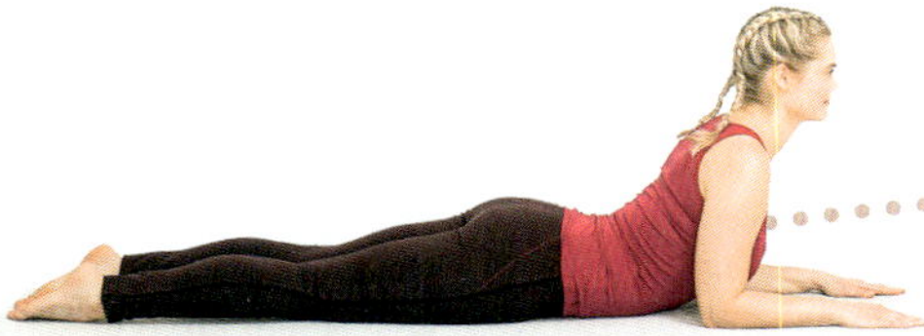

6 Sphinx (Seite 56), 2 × 10–15 tiefe Atemzüge – gerne im Wechsel mit Übung **7**

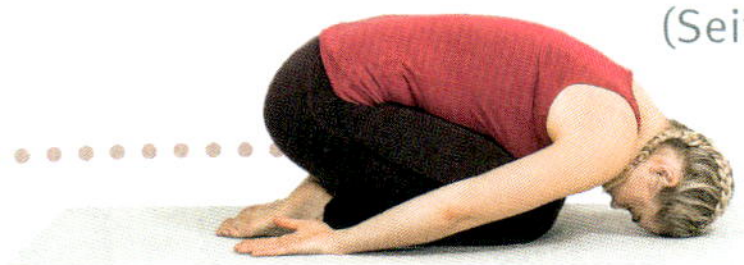

7 Stellung des Kindes (Seite 76), 20 tiefe Atemzüge

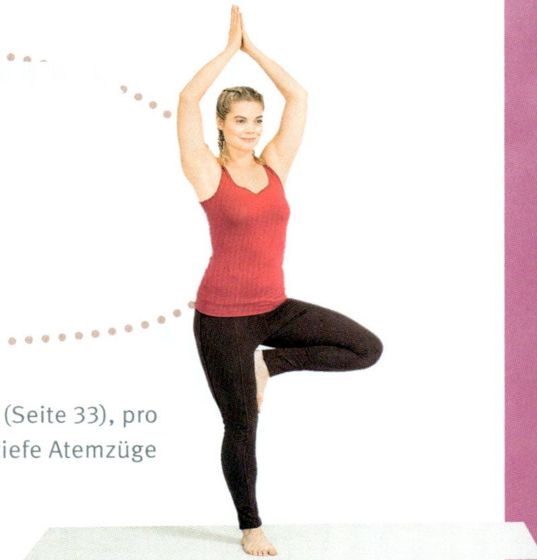

8 Baum (Seite 33), pro Seite 6–8 tiefe Atemzüge

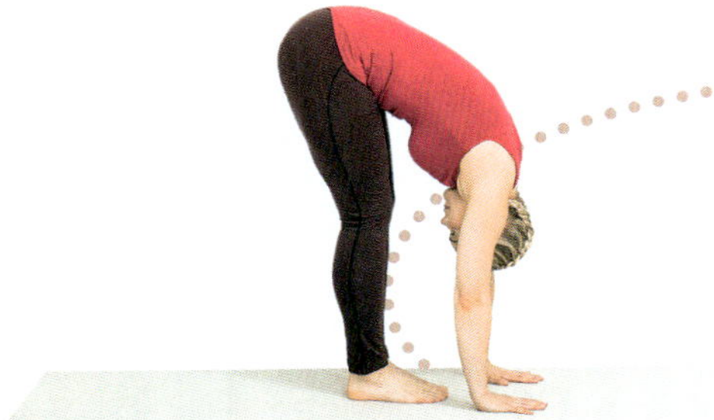

9 Stehende Vorbeuge (Seite 38), 6–10 tiefe Atemzüge

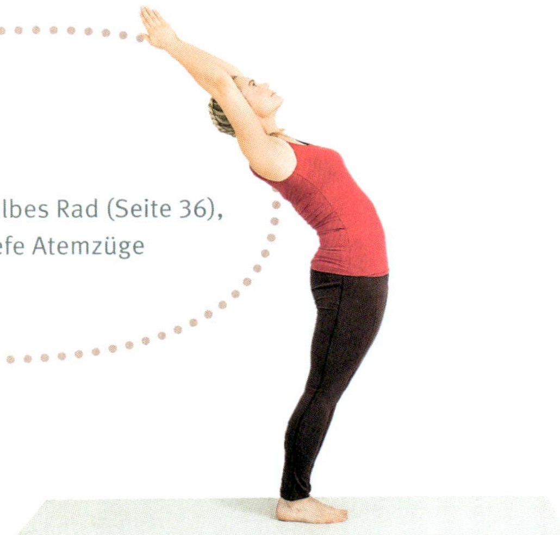

10 Halbes Rad (Seite 36), 2 × 6–8 tiefe Atemzüge

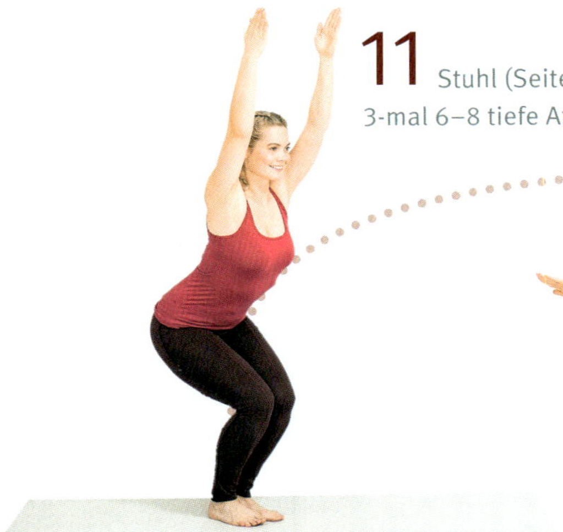

11 Stuhl (Seite 44), 3-mal 6–8 tiefe Atemzüge

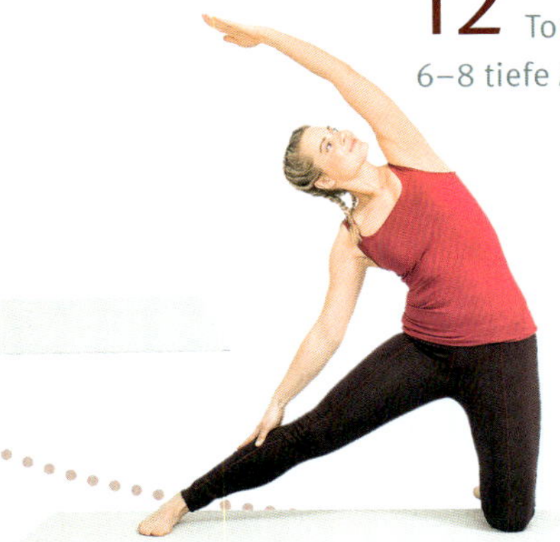

12 Tor (Seite 63), pro Seite 6–8 tiefe Atemzüge

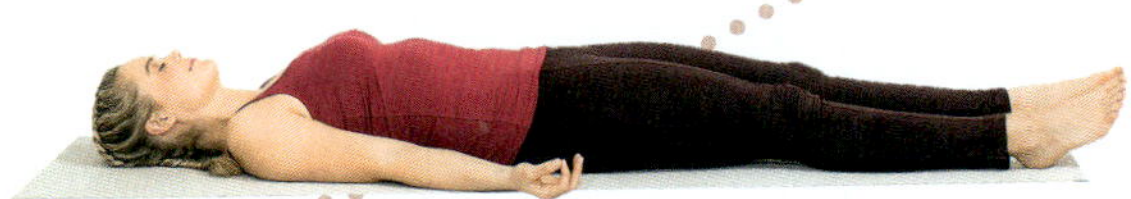

13 Totenstellung (Seite 84), mind. 3 Min.

Flow für Kinder

Für Kinder von 8 bis 13 Jahren, unter Aufsicht oder gemeinsam mit einem Erwachsenen. Ab 14 Jahre sind alle Flows geeignet. **Dauer:** ca. 20 Min. **Kombinationsmöglichkeiten:** Sonnengruß (Seite 94) zum Aufwärmen (2–3 Runden: 5 Min.). **Abschluss:** Atemübung und/oder Meditation.

1 Einfache Atemmeditation (Seite 92), z. B. in der einfachen Sitzhaltung (Seite 74), ca. 3 Min.

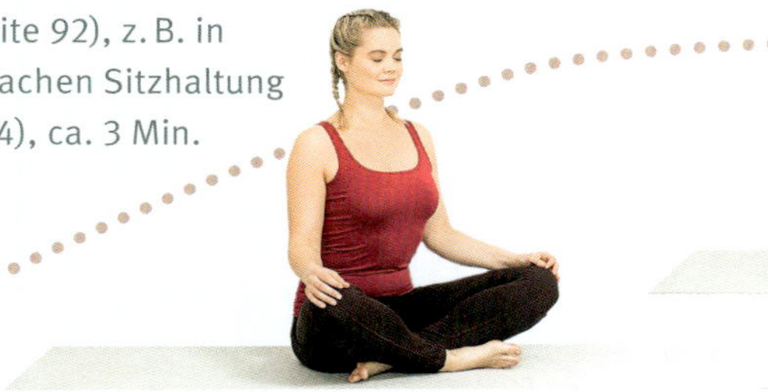

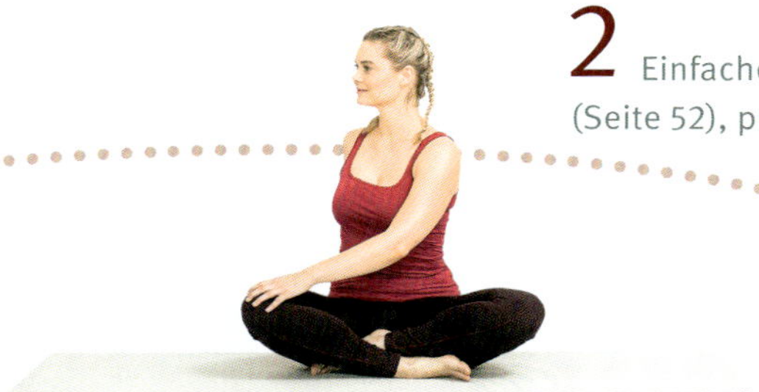

2 Einfache Sitzhaltung mit Drehung (Seite 52), pro Seite 6–8 tiefe Atemzüge

3 Offene Winkelhaltung (Seite 50), 2 × 10–15 tiefe Atemzüge

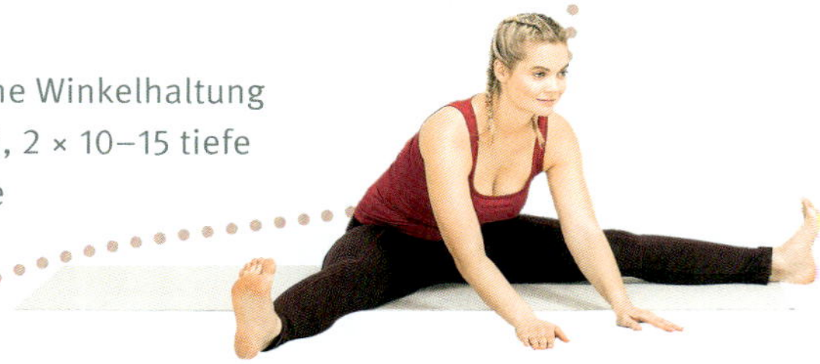

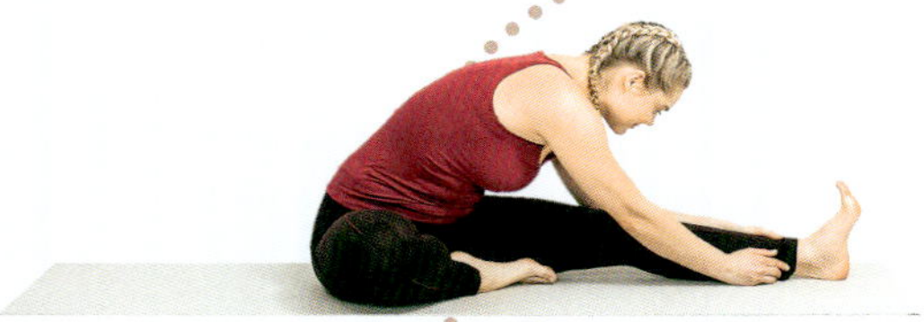

4 Kopf-Knie-Stellung (Seite 51), pro Seite 10–15 tiefe Atemzüge

5 Windlösende Stellung (Seite 48), 3 × 4–6 tiefe Atemzüge (rechts, links, beide Beine)

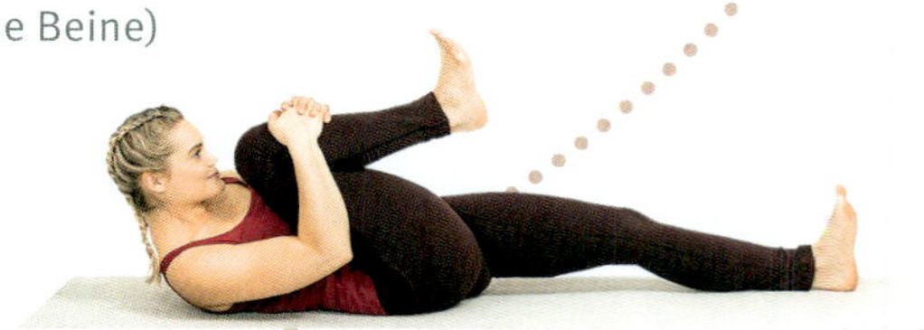

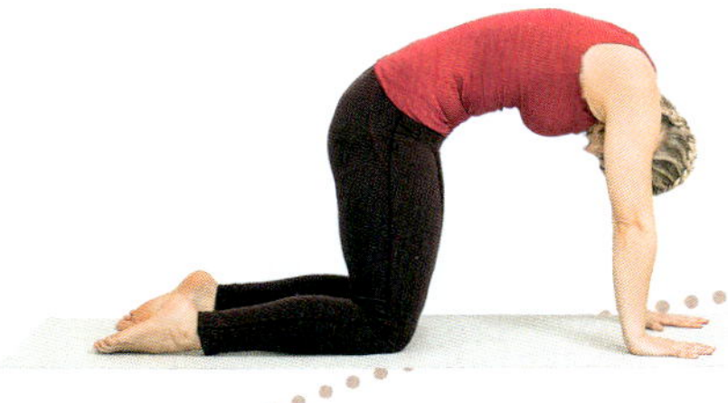

6 Kuh-und-Katze-Flow (Seite 78), 20 × im Atemrhythmus

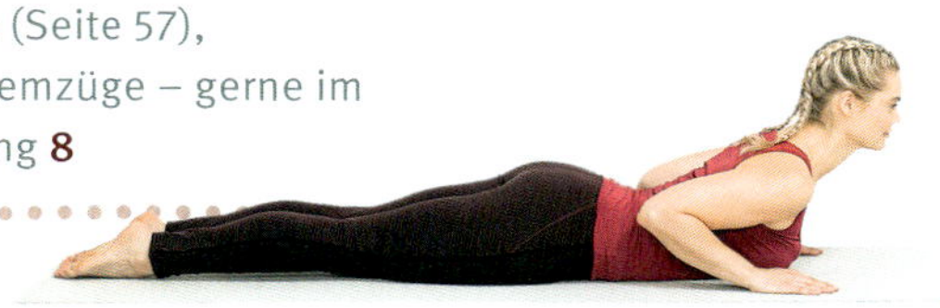

7 Kleine Kobra (Seite 57), 2 × 10–15 tiefe Atemzüge – gerne im Wechsel mit Übung **8**

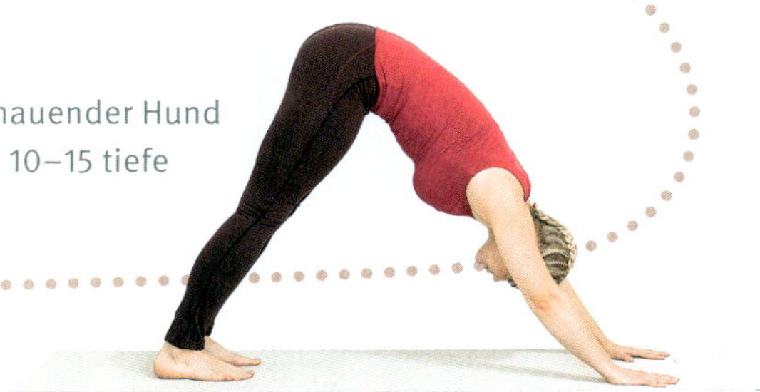

8 Herabschauender Hund (Seite 55), 2 × 10–15 tiefe Atemzüge

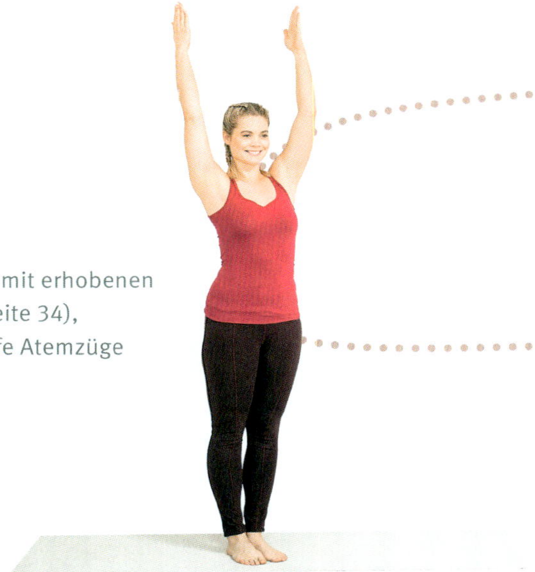

9 Berg mit erhobenen Armen (Seite 34), 10–20 tiefe Atemzüge

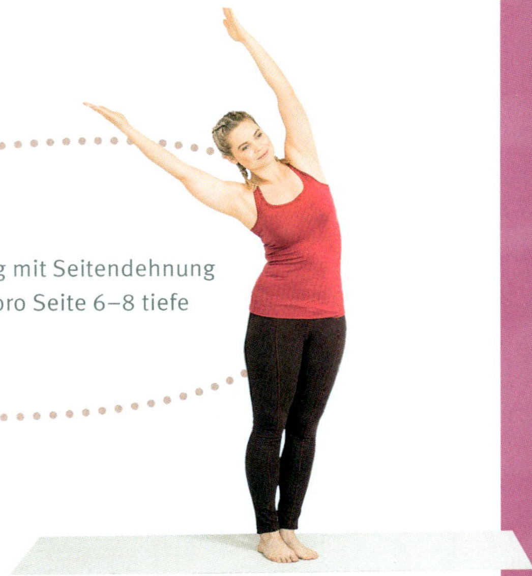

10 Berg mit Seitendehnung (Seite 34), pro Seite 6–8 tiefe Atemzüge

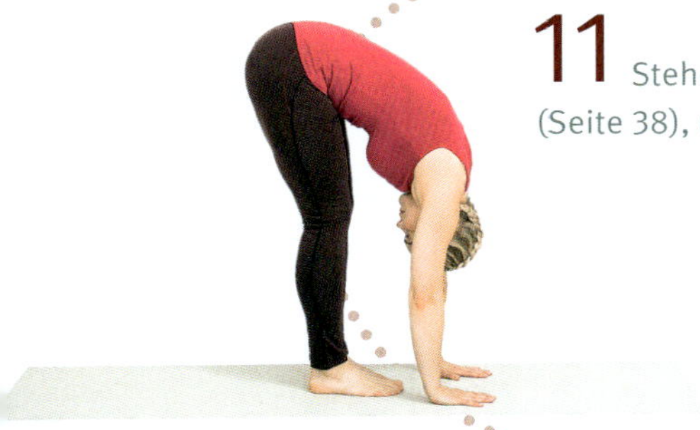

11 Stehende Vorbeuge (Seite 38), 6–10 tiefe Atemzüge

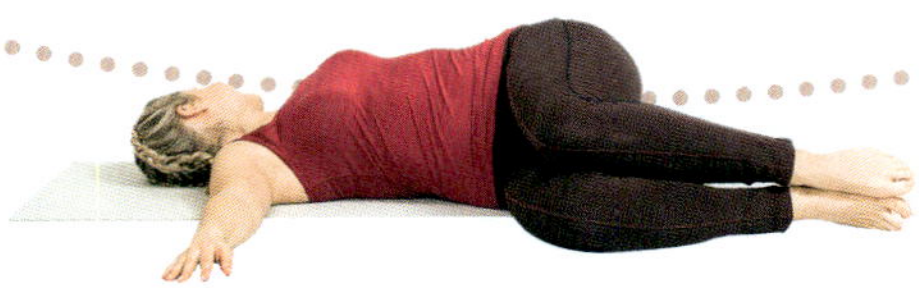

12 Krokodil (Seite 82), pro Seite 6–8 tiefe Atemzüge

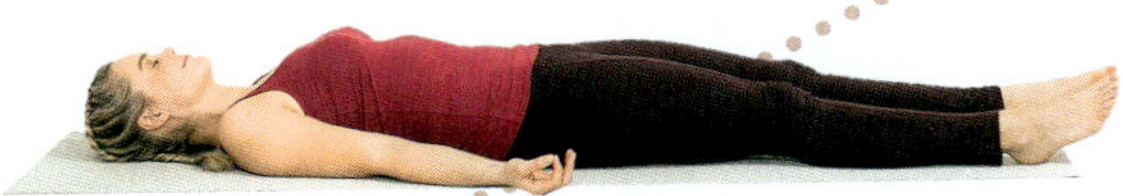

13 Totenstellung (Seite 84), mind. 3 Min.

Kurzer Flow für Fortgeschrittene

Sie haben bereits Erfahrung mit Yoga und suchen eine größere Herausforderung? Dann probieren Sie diesen Flow aus. **Dauer:** ca. 15 Min. **Kombinationsmöglichkeiten:** mind. 2 Runden Sonnengruß (Seite 94) oder anderer Flow zum Aufwärmen. **Abschluss:** Atemübung und/oder Meditation.

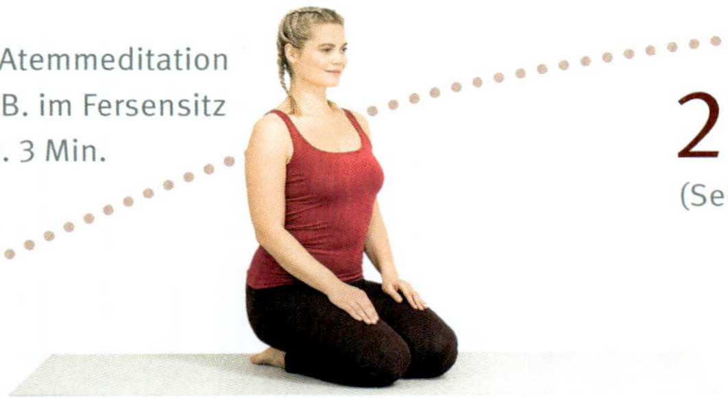

1 Einfache Atemmeditation (Seite 92), z. B. im Fersensitz (Seite 75), ca. 3 Min.

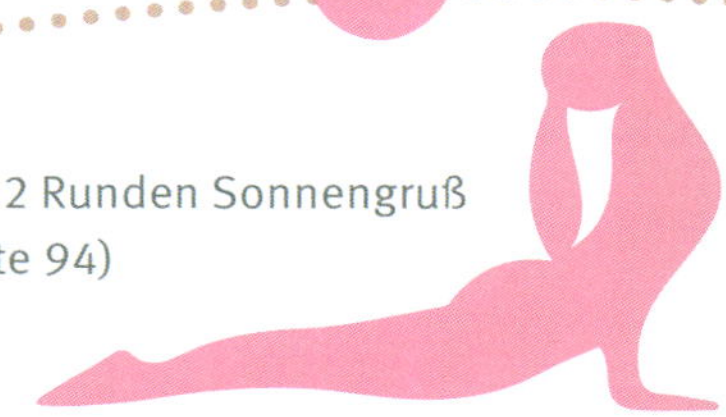

2 2 Runden Sonnengruß (Seite 94)

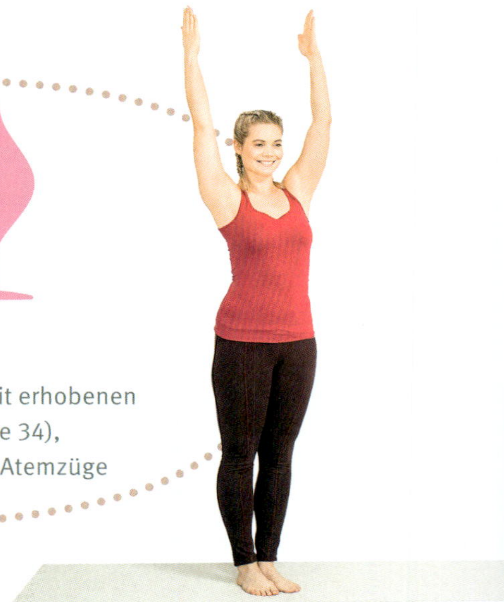

3 Berg mit erhobenen Armen (Seite 34), 10–20 tiefe Atemzüge

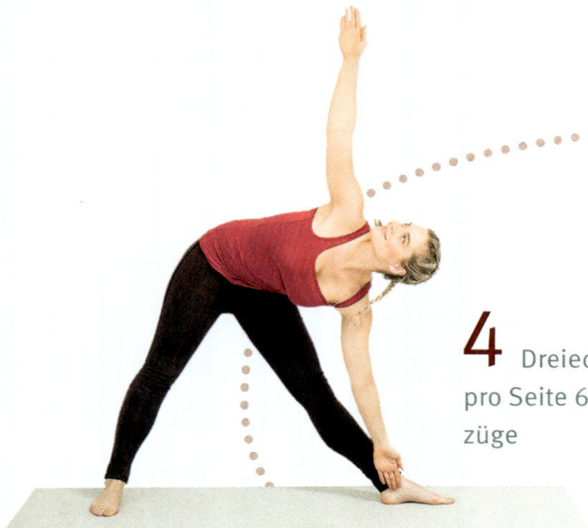

4 Dreieck (Seite 39), pro Seite 6–8 tiefe Atemzüge

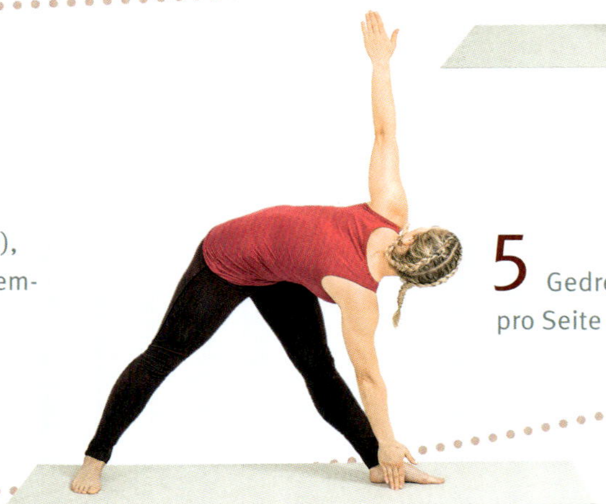

5 Gedrehtes Dreieck (Seite 40), pro Seite 6–8 tiefe Atemzüge

6 Windlösende Stellung für Fortgeschrittene (Seite 70), 3 × 4–6 tiefe Atemzüge (rechts, links, beide Beine)

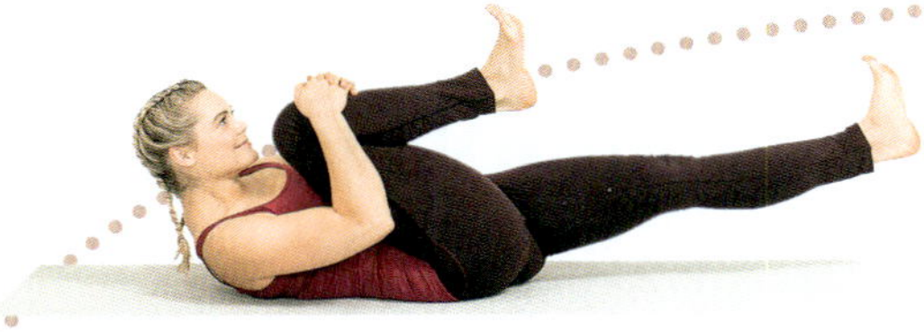

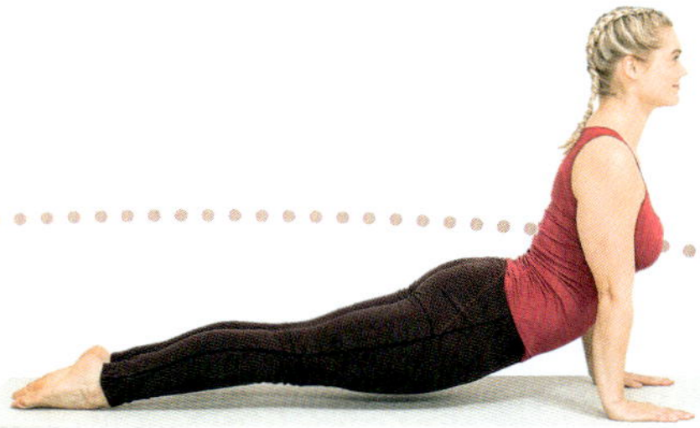

7 Heraufschauender Hund (Seite 66), 10–15 tiefe Atemzüge

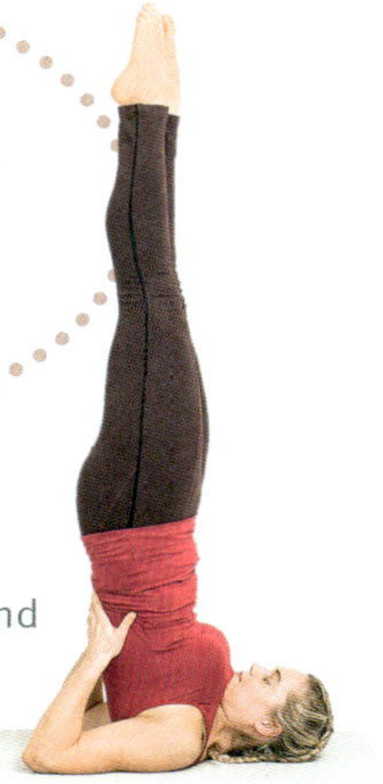

8 Schulterstand (Seite 69), 4–6 tiefe Atemzüge – aus dem Schulterstand direkt in den Pflug (9)

9 Pflug (Seite 71), 4–6 tiefe Atemzüge

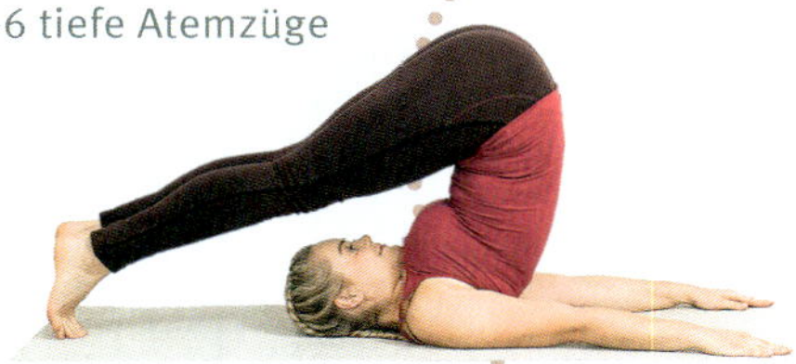

10 Boot (Seite 73), 3 × 4–6 tiefe Atemzüge (bzw. solange es mit gleichmäßiger Atmung möglich ist)

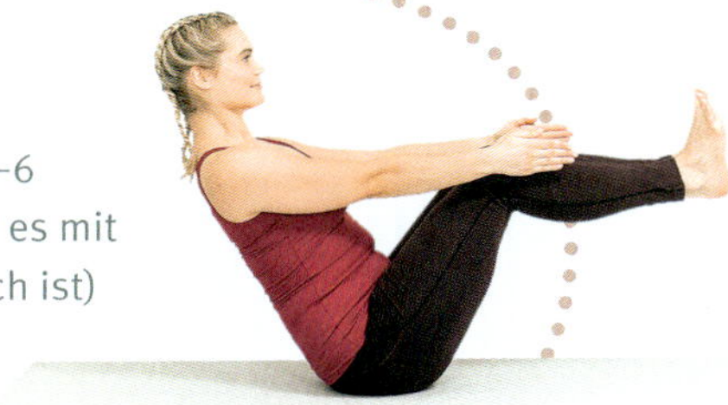

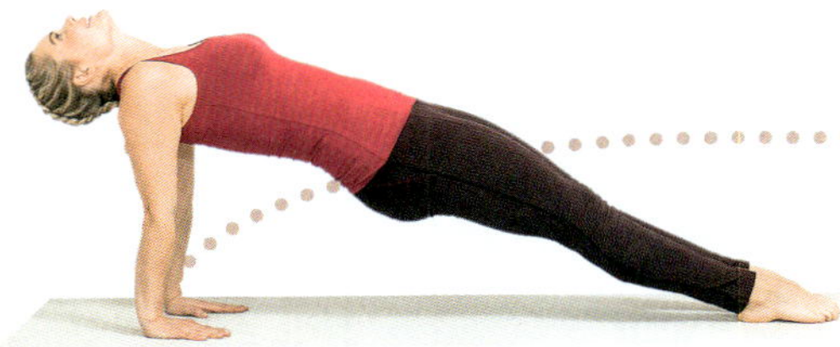

11 Umgekehrtes Brett (Seite 72), 2 × 4–6 tiefe Atemzüge (bzw. solange es mit gleichmäßiger Atmung möglich ist)

12 Totenstellung (Seite 84), mind. 3 Min.

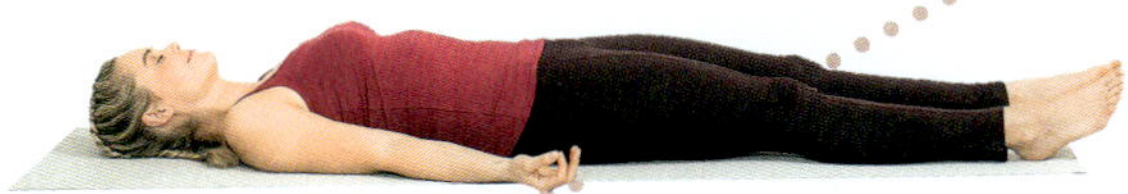

Langer Flow für Fortgeschrittene

Üben Sie diesen etwas intensiveren Flow, wenn Sie schon etwas Yoga-Erfahrung mitbringen oder bereits länger mit diesem Buch geübt haben. **Dauer:** ca. 60 Min. inkl. Aufwärmen mit 3–5 Runden Sonnengruß (Seite 94) und abschließender Atemübung und Meditation (nach Wahl).

1 Einfache Atemmeditation (Seite 92), z. B. im Fersensitz (Seite 75), ca. 3 Min.

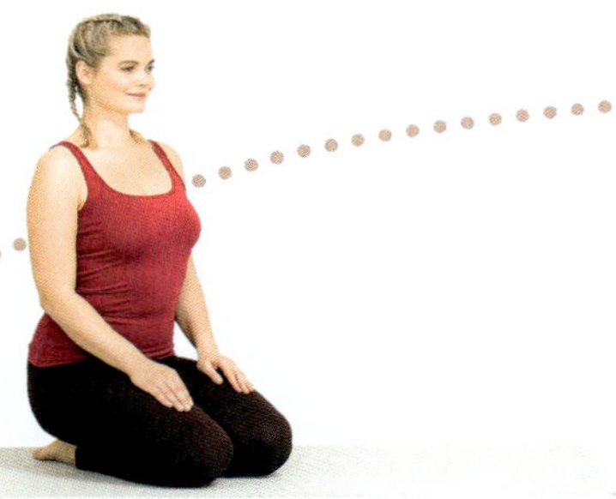

2 3–5 Runden Sonnengruß (Seite 94)

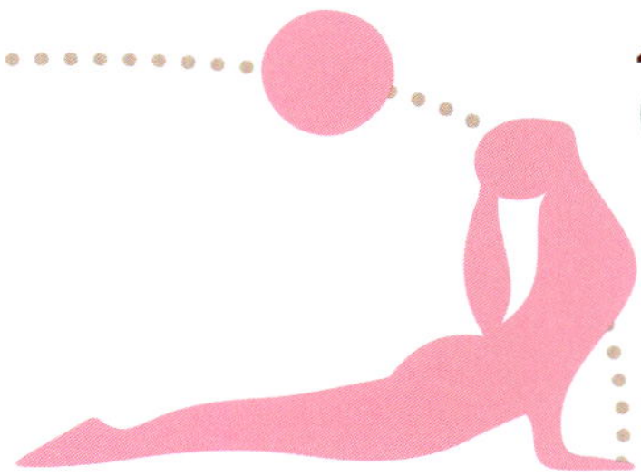

3 Sitzende Vorbeuge (Seite 47), 2 × 10–15 tiefe Atemzüge

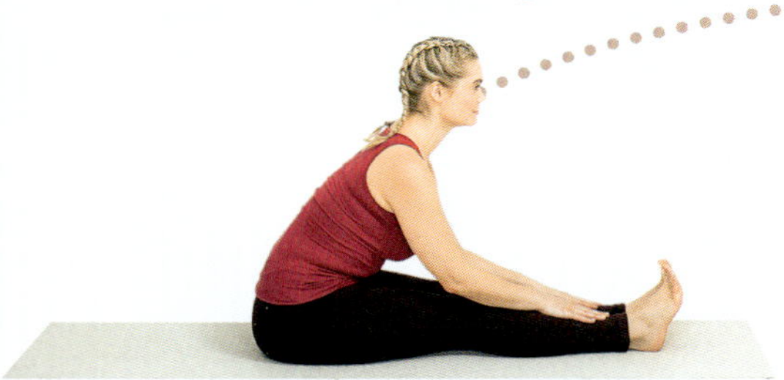

4 Offene Winkelhaltung (Seite 50), 2 × 15–20 tiefe Atemzüge

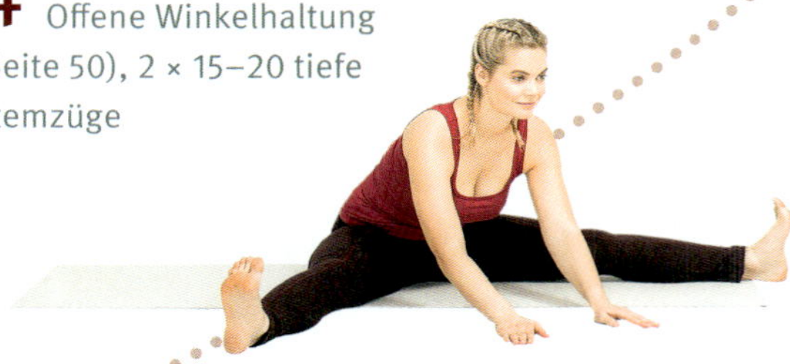

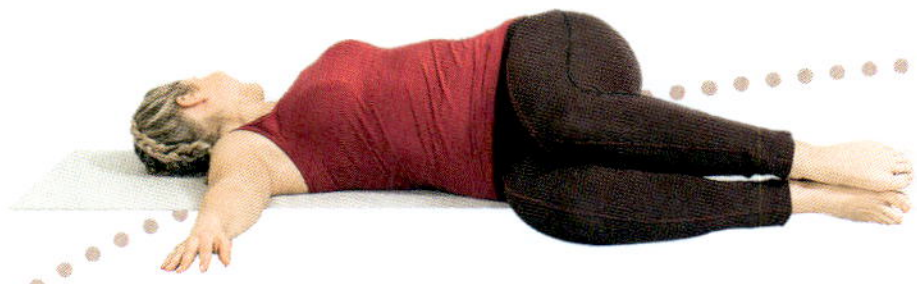

5 Krokodil (Seite 82), pro Seite 6–8 tiefe Atemzüge

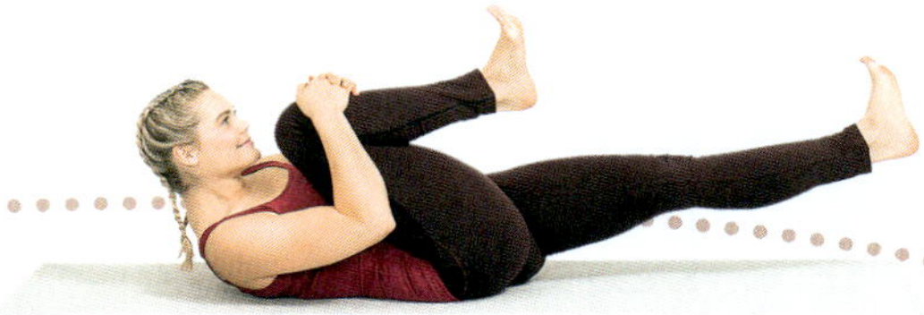

6 Windlösende Stellung für Fortgeschrittene (Seite 70), 3 × 4–6 tiefe Atemzüge (rechts, links, beide Beine)

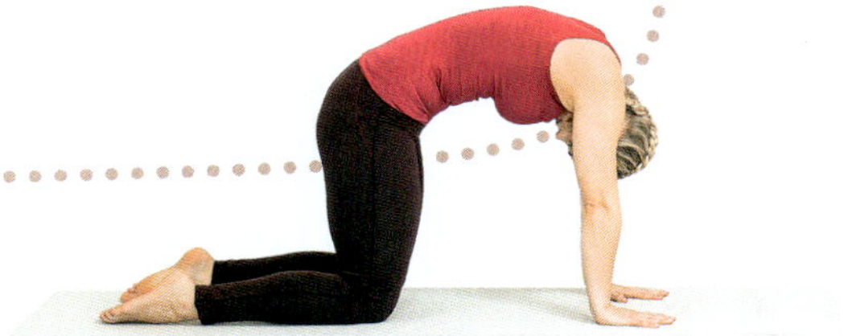

7 Kuh-und-Katze-Flow (Seite 78), 20-mal im Atemrhythmus

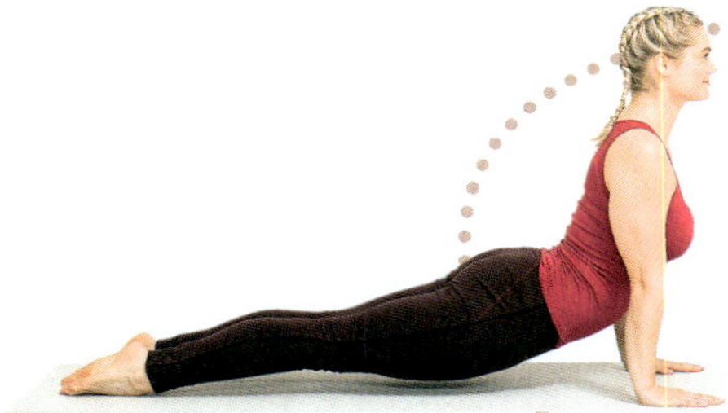

8 Heraufschauender Hund (Seite 66), 2 × 10–15 tiefe Atemzüge – gerne im Wechsel mit Übung **9**

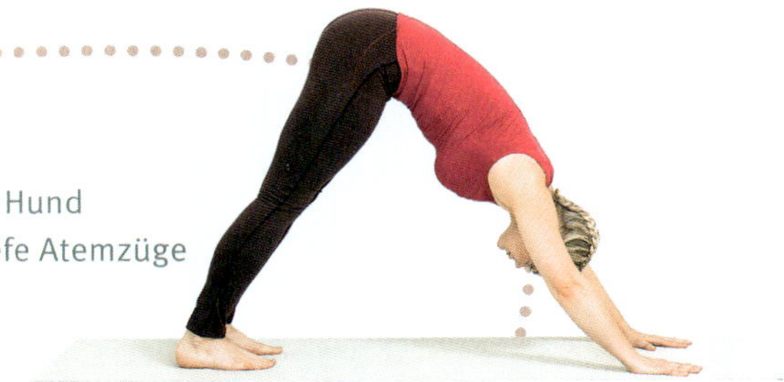

9 Herabschauender Hund (Seite 55), 2 × 10–15 tiefe Atemzüge

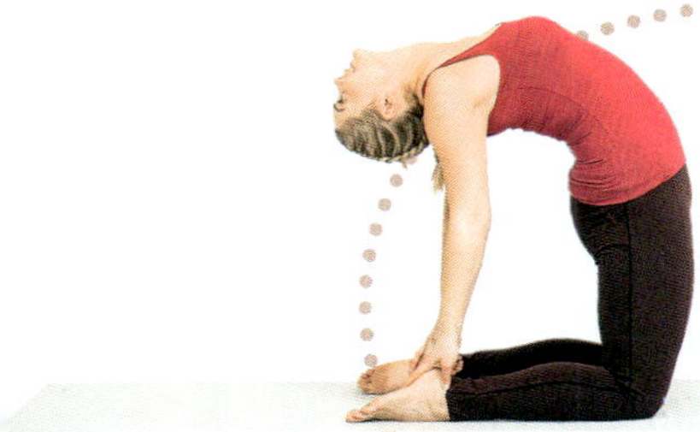

10 Kamel (Seite 68), 2 × 4–6 tiefe Atemzüge – gerne im Wechsel mit Übung **11**

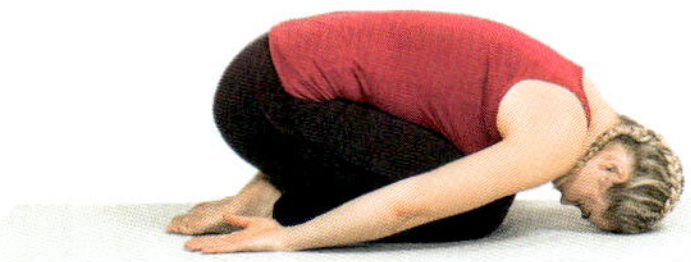

11 Stellung des Kindes (Seite 76), ca. 2 Min. entspannen

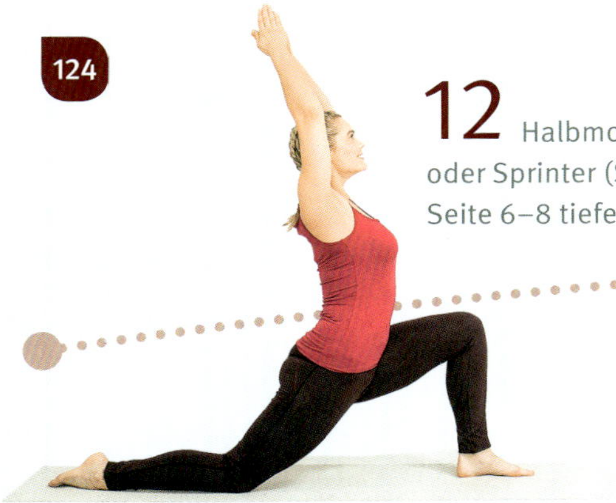

12 Halbmond (Seite 60) oder Sprinter (Seite 60), pro Seite 6–8 tiefe Atemzüge

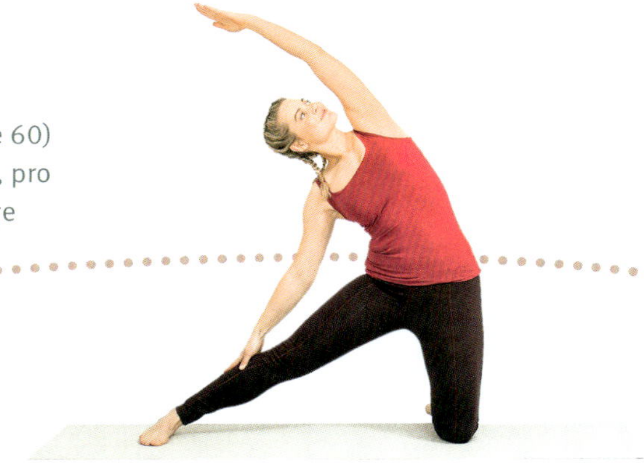

13 Tor (Seite 63), pro Seite 6–8 tiefe Atemzüge

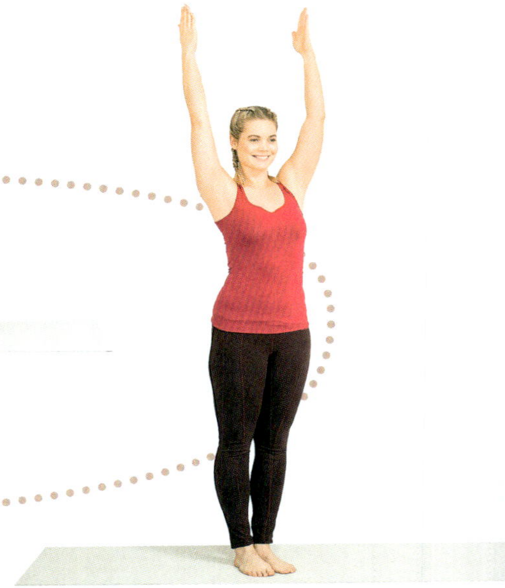

14 Berg mit erhobenen Armen (Seite 34), 15–20 tiefe Atemzüge

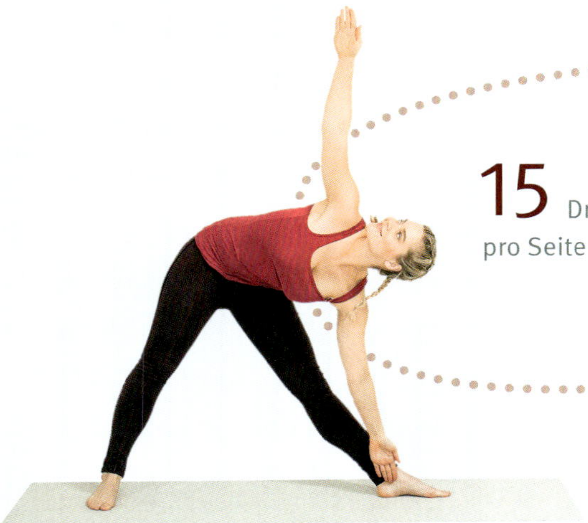

15 Dreieck (Seite 39), pro Seite 6–8 tiefe Atemzüge

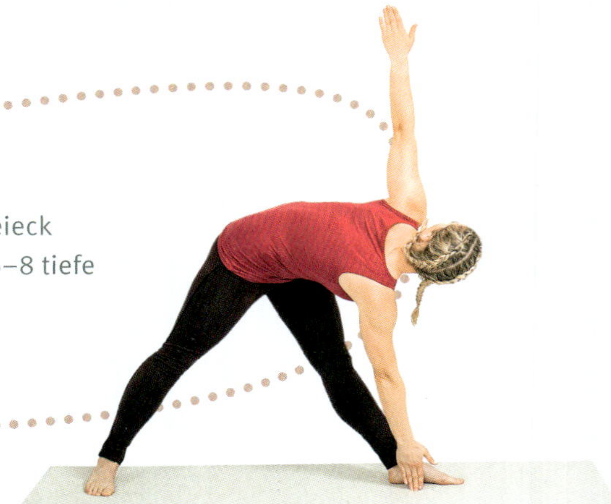

16 Gedrehtes Dreieck (Seite 40), pro Seite 6–8 tiefe Atemzüge

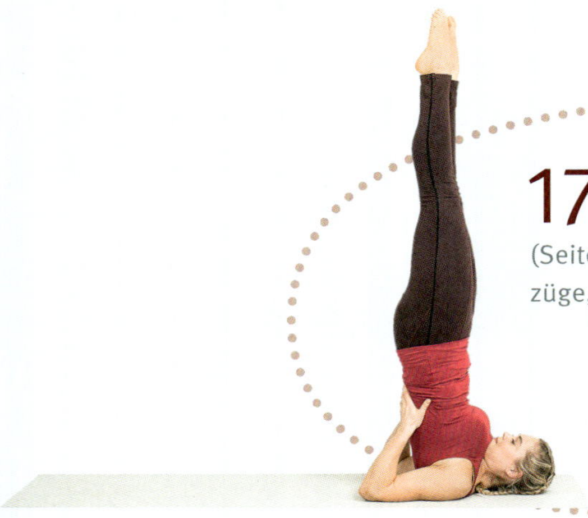

17 Schulterstand (Seite 69), 2 × 4–6 tiefe Atemzüge, dann direkt in den Pflug

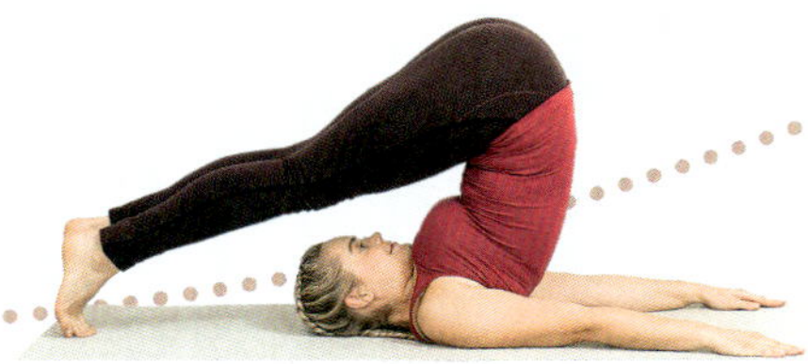

18 Pflug (Seite 71), 2 × 4–6 tiefe Atemzüge

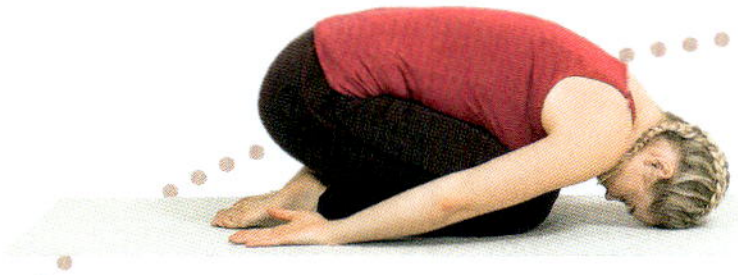

19 Stellung des Kindes (Seite 76), kurze Entspannung, dann Ablauf wiederholen: erst Schulterstand, dann Pflug

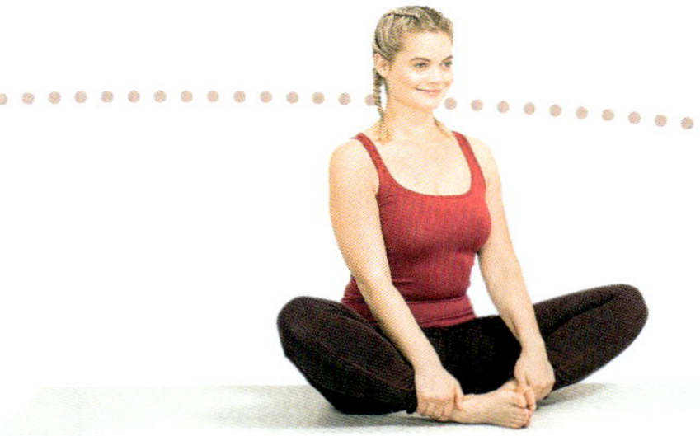

20 Geschlossener Winkelsitz (Seite 80), 20 tiefe Atemzüge

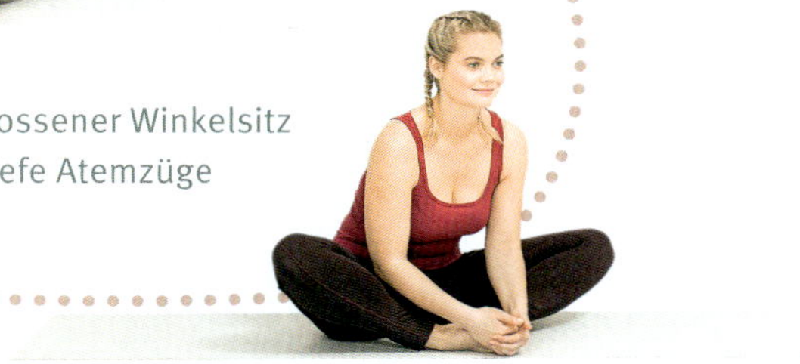

21 Vorgebeugter geschlossener Winkelsitz (Seite 80), 20 tiefe Atemzüge

22 Bogen (Seite 67), 2 × 4–6 tiefe Atemzüge

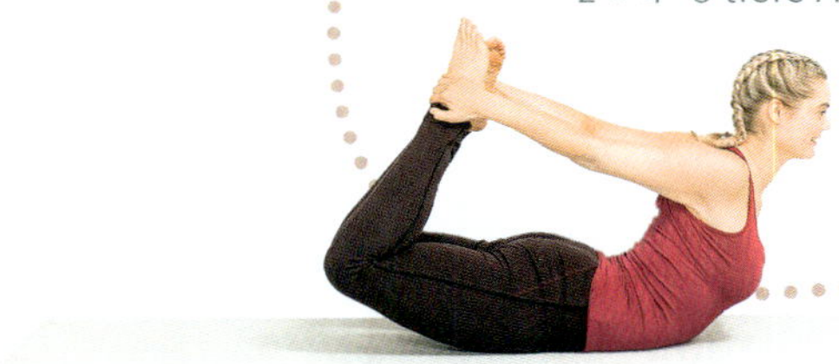

23 Boot (Seite 73), 3 × 4–6 tiefe Atemzüge (bzw. solange es mit gleichmäßiger Atmung möglich ist)

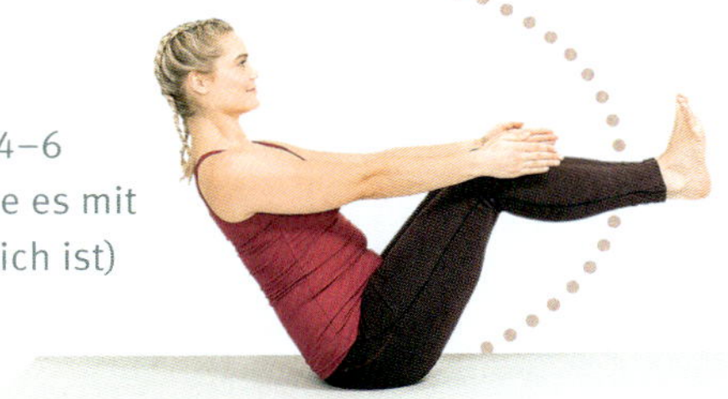

24 Umgekehrtes Brett (Seite 72), 2 × 4–6 tiefe Atemzüge (bzw. solange es mit gleichmäßiger Atmung möglich ist)

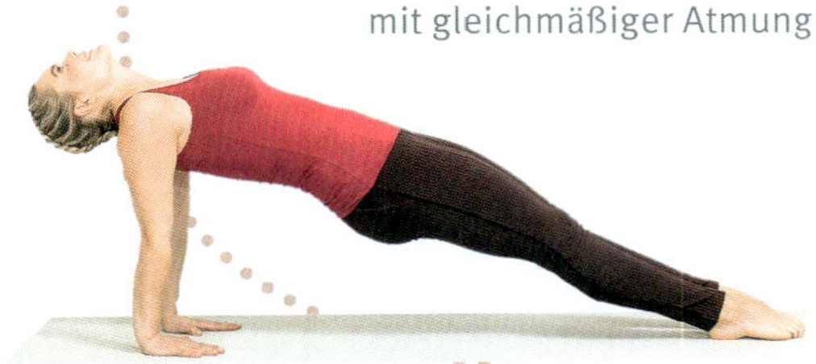

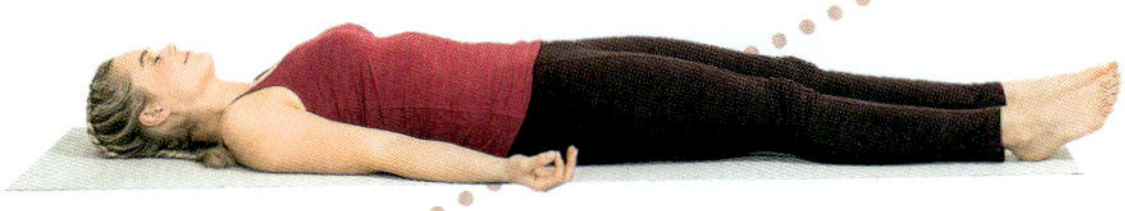

25 Totenstellung (Seite 84), mind. 5 Min.

Service

Interessante Links

Reizdarm-Selbsthilfegruppen
Deutsche Reizdarmselbsthilfe e. V.:
www.reizdarmselbsthilfe.de

Österreichische Patienteninitiative Reizdarm (ÖPRN):
www.reizdarm-selbsthilfe.at

Selbsthilfe Schweiz, Dachverband der Schweizer Selbsthilfeorganisationen:
www.selbsthilfeschweiz.ch

Fachlich fundierte Informationen zum Reizdarmsyndrom
www.reizdarmbehandlung.de

www.internisten-im-netz.de

www.dgvs.de/wissen-kompakt/leitlinien/leitlinien-der-dgvs/reizdarmsyndrom/

Magen-Darm-Störungen
MAGDA, das Patientenforum der Deutschen Gesellschaft für Neurogastroenterologie und Motiliät e.V. (DGNM) für Magen-Darm-Störungen:
www.neurogastro.de/magda.html

Fachlich fundierte Informationen zur FODMAP-Diät
www.fodmap-info.de

www.fodmap.ch

Weiterführende Informationen

Reizdarmsyndrom Storr, M., Der große Patientenratgeber Reizdarmsyndrom. Zuckschwerdt; 2. Auflage 2017.
ISBN: 978-3863711825

Zusammenspiel von Darm und Gehirn Mayer, E., Das zweite Gehirn: Wie der Darm unsere Stimmung, unsere Entscheidungen und unser Wohlbefinden beeinflusst. Riva; 2016.
ISBN-13: 978-3-742300171

FODMAP-Diät Storr, M., Der Ernährungsratgeber zur FODMAP-Diät. Zuckschwerdt; 2. Auflage 2017. ISBN: 978-3863712068

Storr, M., Der FODMAP Plan – Unbeschwert essen mit der FODMAP Diät. BoD; 2. Auflage 2017. ISBN: 978-3743141247

Shepherd, S., Die Low-FODMAP-Diät: Nahrungsmittel-Intoleranzen entlarven und beschwerdefrei genießen. Trias; 2015. ISBN: 978-3830481225

CD zur Darmhypnose Storr, M., Babst, B., Darmhypnose: Den Reizdarm dauerhaft beruhigen. Audio-CD. Trias; 2017.
ISBN: 978-3432105086

CD zur achtsamkeitsbasierten Stressreduktion Storr, M., Bissinger, A., Mindful Darm: Achtsamkeitsübungen bei Reizdarm. Audio-CD. TRIAS; 2019.
ISBN: 978-3432109480

Sachverzeichnis

Bibliografische Information der Deutschen Nationalbibliothek
Die Deutsche Nationalbibliothek verzeichnet diese Publikation in der Deutschen Nationalbibliografie; detaillierte bibliografische Daten sind im Internet über http://dnb.d-nb.de abrufbar.

Programmplanung: Celestina Filbrandt
Projektmanagement: Kathrin Hage
Redaktion: Ursula Brunn-Steiner, Vaihingen/Enz
Bildredaktion: Christoph Frick

Umschlaggestaltung und Layout:
CYCLUS Visuelle Kommunikation, Stuttgart

Bildnachweis:
Umschlagfoto und Fotos im Innenteil:
Holger Münch, Stuttgart
Die abgebildeten Personen haben in keiner Weise etwas mit der Krankheit zu tun.

Wichtiger Hinweis: Wie jede Wissenschaft ist die Medizin ständigen Entwicklungen unterworfen. Forschung und klinische Erfahrung erweitern unsere Erkenntnisse. Ganz besonders gilt das für die Behandlung und die medikamentöse Therapie. Bei allen in diesem Werk erwähnten Dosierungen oder Applikationen, bei Rezepten und Übungsanleitungen, bei Empfehlungen und Tipps dürfen Sie darauf vertrauen: Autoren, Herausgeber und Verlag haben große Sorgfalt darauf verwandt, dass diese Angaben dem Wissensstand bei Fertigstellung des Werkes entsprechen. Rezepte werden gekocht und ausprobiert. Übungen und Übungsreihen haben sich in der Praxis erfolgreich bewährt.

Eine Garantie kann jedoch nicht übernommen werden. Eine Haftung des Autors, des Verlags oder seiner Beauftragten für Personen-, Sach- oder Vermögensschäden ist ausgeschlossen.

Geschützte Warennamen (Warenzeichen®) werden nicht immer besonders kenntlich gemacht. Aus dem Fehlen eines solchen Hinweises kann also nicht geschlossen werden, dass es sich um einen freien Warennamen handelt.

Wo datenschutzrechtlich erforderlich, wurden die Namen und weitere Daten von Personen redaktionell verändert (Tarnnamen). Dies ist grundsätzlich der Fall bei Patienten, ihren Angehörigen und Freunden, z.T. auch bei weiteren Personen, die z.B. in die Behandlung von Patienten eingebunden sind.

1. Auflage 2019

Printed in Germany

Satz: Fotosatz Buck, Kumhausen
Gesetzt in Adobe InDesign CS6
Repro: LUDWIG:media gmbh, Zell am See, Österreich
Druck: AZ Druck und Datentechnik GmbH, Kempten

Gedruckt auf chlorfrei gebleichtem Papier

ISBN 978-3-432-10936-7 1 2 3 4 5 6

Auch erhältlich als E-Book:
eISBN (ePub) 978-3-432-10937-4